中国医学临床百家·病例精解

南昌大学第二附属医院

骨科 病例精解

主　编　程细高

副主编　殷　明　吴　凯　陶　军　曹　凯　贾惊宇

编　委（按姓氏音序排列）

艾江波　陈　华　陈　路　陈伟才　付晓玲

高贵程　顾玉荣　过慧敏　郝　亮　黄文舟

李　晨　仇志强　矢庆明　宋玉林　孙　廓

吴　庆　吴添龙　谢黎峰　章　桥　周　斌

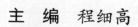

科学技术文献出版社
SCIENTIFIC AND TECHNICAL DOCUMENTATION PRESS
·北京·

图书在版编目（CIP）数据

南昌大学第二附属医院骨科病例精解 / 程细高主编. —北京：科学技术文献出版社，
2021. 11

ISBN 978-7-5189-8551-7

Ⅰ. ①南… Ⅱ. ①程… Ⅲ. ①骨科学—案例 Ⅳ. ① R68

中国版本图书馆 CIP 数据核字（2021）第 221215 号

南昌大学第二附属医院骨科病例精解

策划编辑：胡　丹　责任编辑：胡　丹　张博冲　责任校对：文　浩　责任出版：张志平

出　版　者	科学技术文献出版社
地　　　址	北京市复兴路15号　邮编　100038
编　务　部	(010) 58882938，58882087（传真）
发　行　部	(010) 58882868，58882870（传真）
邮　购　部	(010) 58882873
官方网址	www.stdp.com.cn
发　行　者	科学技术文献出版社发行　全国各地新华书店经销
印　刷　者	北京虎彩文化传播有限公司
版　　　次	2021 年 11 月第 1 版　2021 年 11 月第 1 次印刷
开　　　本	787×1092　1/16
字　　　数	161千
印　　　张	13.75
书　　　号	ISBN 978-7-5189-8551-7
定　　　价	118.00元

前 言

　　本书是南昌大学第二附属医院骨科从众多临床病例中精心挑选的罕见个案报道、经验总结及前沿聚焦的集合，涵盖骨科各亚临床专业中的脊柱外科、脊柱微创外科、关节外科、创伤外科、关节镜外科、手足显微外科、骨肿瘤及小儿骨科，内容重点突出、立意明确，涉及专业知识全面、深入、精尖，几乎覆盖骨科领域所有内容。病例详细陈述了疾病的典型临床症状、影像资料、手术方案及预后随访等内容，在多学科交叉的基础上，依据洞察的最新相关研究报道，从疾病诊断、治疗及预后等方面进行了详细解析、总结，充分彰显了骨科的专业知识、领域深度及发展动态。

　　本书凝聚了我院骨科数十年诊疗技术的精华和内涵，在指导基层医师、新入职医师、实习医师、低年资医师及研究生的临床骨科相关诊疗操作时，既能提供诊断"金标准"、治疗准则，又能聚焦最新发展理念，深入剖析个性化手术治疗，助力读者形成科学的临床思维并熟练掌握常用的技术操作。

　　感谢一路走来的患者、同人，是你们的信任和支持让骨科的发展日新月异。希望广大读者能够从本书中获益，并不断深入思考、总结经验，将临床诊疗技术提升至更高水平！

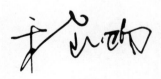

目　录

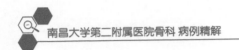

001
类肿瘤样椎间盘突出 1 例

病历摘要

患者，女，52岁。

[主诉]　右上肢麻木、疼痛 2 个月。

[现病史]　患者 2 个月前无明显诱因出现右上肢麻木、疼痛，近期疼痛加重，遂来我院骨科就诊。

[既往史]　身体一般，无右上肢受伤史。

[体格检查]　颈椎活动受限，右上肢皮肤浅感觉减退，肌力 4 级，躯干深感觉正常，下肢痛觉、触觉等浅感觉正常，双侧直腿抬高试验阴性，四肢末梢血运良好。

[辅助检查]　横断面 MRI 示团块为类圆形（图 1-1），增强 MRI 示团块边缘有环形不均匀增强信号（图 1-2），矢状面 MRI 示

C_6 椎体后侧有突出团块（图 1-3）。为进一步明确诊断，采用磁共振神经根水成像进行检查，发现 C_6 节段的团块与神经根之间存在清晰间隙，同时发现团块与硬脊膜分开（图 1-4）。

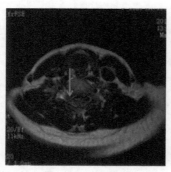
图 1-1 横断面 MRI

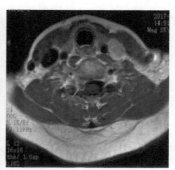
图 1-2 增强 MRI

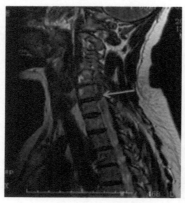
图 1-3 矢状面 MRI

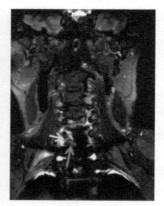
图 1-4 磁共振神经根水成像

［诊断］ 类肿瘤样椎间盘突出。

［治疗］ 入院后经常规术前检查及准备，在全身麻醉下用脊柱内镜行髓核摘除术，对 C_6 节段突出游离的髓核组织进行手术摘除。术后切口愈合佳，患者症状立即改善，顺利出院。

术后随访半年，疼痛视觉模拟评分（visual analogue scale，VAS）为 0 分，Oswestry 功能障碍指数（Oswestry disability index，ODI）为 2%，患者上肢肌力均为 5 级，术后未出现任何并发症。

笔记

病例分析

　　脱垂游离型椎间盘突出是指突出的椎间盘组织脱离纤维环裂孔，在椎管内游离移动一定距离引起的相应神经根压迫症状。MRI 是诊断脊柱病变的首选检查和金标准。在极少数情况下，脱垂游离的椎间盘组织 MRI 表现与一些硬膜外肿瘤表现相似，如神经鞘瘤或脊膜瘤等。这种特殊型的脱垂游离椎间盘被称为类肿瘤椎间盘突出，其发病率为 0.27% ～ 0.4%，类肿瘤样椎间盘可位于硬膜腹侧、背侧及硬膜下。因影像学表现不典型，术前难以明确诊断。2017 年有文献报道指出椎间盘造影能帮助诊断类肿瘤样椎间盘突出，但椎间盘造影需在手术室或介入室 C 臂机下完成操作，且属于有创操作，有神经损伤和医源性感染风险。我院使用磁共振神经根水成像能明确地诊断此种椎间盘突出，能够清晰地显示病变团块与神经根、硬脊膜和椎间盘三维空间的位置关系，有利于鉴别类肿瘤样椎间盘突出与椎管内病损。但使用磁共振神经根水成像进行检查时，神经鞘瘤与神经根之间无间隙。除此之外，类肿瘤样椎间盘突出还需与以下疾病相鉴别，具体见表 1-1。

表 1-1　与类肿瘤样椎间盘突出相鉴别的疾病

疾病类型	T_1	T_2	增强 MRI
类肿瘤椎间盘突出	低或等信号	高信号	环形强化
神经鞘瘤	低或等信号	高信号	环形强化
脓肿	高信号	高信号	环形强化
脊膜瘤	低或等信号	T_2WI 呈稍低或高信号	均匀强化
椎管内转移瘤	高信号	高信号	均匀强化
血肿	等或高信号	等或高信号	均匀强化斑片强化

笔记

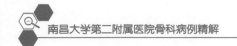

以往针对此种疾病术前缺少明确诊断的手段，所以往往都是采用开放式手术。现在我院通过磁共振神经根水成像检查，在术前明确诊断此类疾病，为患者提供更好的手术方案，即通过全脊柱内镜微创治疗类肿瘤样椎间盘突出。这种手术方案既能减小手术创伤，又能为患者节约医疗费用，同时患者还能获得满意的治疗效果。

📋 程细高教授点评

类肿瘤样椎间盘突出在临床上不常见，很容易与其他疾病相混淆，此类疾病如果能在术前明确诊断，则能采用微创的手术方式为患者减轻病痛。目前能有效诊断类肿瘤样椎间盘突出的手段有椎间盘造影和磁共振神经根水成像，但前者仍有较多不足，如有创操作、神经损伤、部分病例仍然难以明确诊断；后者则为无创操作，且诊断准确率更高。

（程细高　贾惊宇）

参考文献

1. 路闯，叶应荣，袁宏伟，等 . 游离型腰椎间盘突出症 32 例报告及分型探讨 . 中国脊柱脊髓杂志，2002（2）：52-54.

2. LI K，LI Z，GENG W，et al. Postdural disc herniation at L_5/S_1 level mimicking an extradural spinal tumor. Eur Spine J，2016，25（1）：80-83.

3. AJAYI O，SHOAKAZEMI A，TUBBS R S，et al. Atypical presentation of a sequestered posterolateral disc fragment. Cureus，2016，8（2）：e502.

4. SHARMA M S，MORRIS J M，PICHELMANN M A，et al. L_5-S_1 extraforaminal intraneural disc herniation mimicking a malignant peripheral nerve sheath tumor. Spine J，2012，12（12）：e7-e12.

5. LEVENE H B, NIMMAGADDA A, LEVI A D. An unusual case of footdrop: anterior disc herniation mimicking a nerve sheath tumor. Neurosurgery, 2010, 66(2): E419-E420.

6. 巴兆玉，黄宇峰，沈彬，等.正常成人下腰椎神经根磁共振选择性激励技术成像的特点.中国脊柱脊髓杂志，2011，21（12）：973-976.

7. 宋鑫，林研，赵卫东，等.磁共振椎管水成像在腰椎管内疾患的影像特点及其与手术诊断符合率.中国脊柱脊髓杂志，2010，20（7）：531-536.

002
分离性上肢运动功能障碍型颈椎病 1 例

病历摘要

患者，男，68 岁。

[主诉]　右上肢无力半年。

[既往史]　既往体健，否认高血压、糖尿病病史，否认肝炎、结核病史，否认其他病史，否认手术及输血史，否认食物及药物过敏史。

[体格检查]　右上肢前屈、外展无力，右肩及上臂肌肉萎缩，肱二头肌、三角肌肌力 2 级，肌张力正常，感觉正常，腱反射减弱，病理征阴性。

[辅助检查]　臂丛 MRI 示臂丛神经上有压迹（图 2-1），诊断为"臂丛神经损伤"。上肢肌电图检查示颈源性损伤，与诊断不符，

经影像科会诊认为患者臂丛 MRI 上臂丛神经压迹为伪影造成，不能诊断患者为臂丛神经损伤。颈椎 MRI 示 $C_4 \sim C_5$ 和 $C_5 \sim C_6$ 椎间盘后方突出（图 2-2）。颈段棘旁肌肌电图检查示 C_5 棘旁肌见大量正锐、纤颤电位出现，C_6 棘旁肌出现较多正相、纤颤电位，提示 C_5 水平损伤。

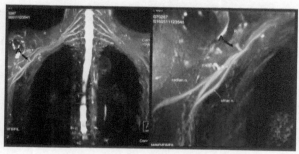

图 2-1　臂丛 MRI

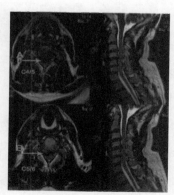

图 2-2　颈椎 MRI

[诊断]　分离性上肢运动功能障碍型颈椎病。

[治疗]　臂丛神经由前支组成，若为臂丛神经损伤，则由后支支配的相应节段棘旁肌肌电图将不会出现神经源性损伤表现。为进一步排除臂丛神经损伤，行颈段棘旁肌肌电图检查提示 C_5 水平损伤。经神经内科会诊后排除神经源性疾病，肌萎缩性脊髓侧索硬化等引起肌肉萎缩相关疾病。经科室讨论后行颈椎前路减压植骨融合内固定术。

术后 1 周患者肩关节可外展，术后 3 个月肌力恢复正常。

病例分析

分离性上肢运动功能障碍型颈椎病是一种以上肢近端特别是肩带肌的乏力、萎缩、无根性神经痛为主要临床表现的颈椎病，不伴有或仅伴有轻微的感觉障碍。根据患者临床表现及影像学特点，是否合并下肢反射异常、膀胱功能障碍及椎管狭窄，可将其分为 Keegan 型和 Non-Keegan 型。因其罕见，且不为骨科医师和神经内科医师所熟知，常常导致误诊和漏诊，延误治疗，错失最佳治疗时机。脊髓前角发出脊神经前根，前根为运动根。

1. 临床表现

Keegan 型的特征：①发病急，数天内受累上肢丧失外展、上抬能力，无疼痛；②绝大多数受累肌肉为上肢近端肩带肌，少数可累及远端肌；③上、下肢无病理反射；④ X 线和 CT 检查示椎管较大，骨赘或突出椎间盘位于近椎间孔处或旁中央处。

Non-Keegan 型的特征：①起病缓慢，经数月或数年受累上肢逐渐丧失外展、上抬功能；②大多数同时累及上肢远、近端肌肉；③大多数有病理反射，半数以上有膀胱功能障碍；④ X 线和 CT 检查示椎管较狭小，骨赘或突出椎间盘位于中央或旁中央。

2. 诊断要点

①患者存在进行性上肢三角肌、肩胛带肌或远端骨间肌肌肉萎缩，呈不对称或节段性分布，可合并有髓性或根性压迫体征；②患者体征表现可有病理征阳性，四肢腱反射可存在亢进，上肢三角肌、肩胛带肌、双手握力有不同程度的肌力下降；③影像学中 X 线检查可有椎间隙狭窄、增生骨棘形成、椎间孔狭窄等退行性改变表现，

MRI示颈髓于中央或旁中央、椎间孔部分受压，可出现颈髓前角区域对称高信号表现，即蛇眼征，为脊髓前角缺血后导致神经细胞坏死软化后形成的囊性空洞；④电生理检查示神经源性损伤，呈节段性分布，表现出中枢运动传导时间延长，运动电位多向性甚至出现巨大波形；⑤不伴有构音障碍、肌纤维颤动、膈肌麻痹等运动神经元疾病表现，排除因外伤、糖尿病等其他疾病所导致的周围神经病变可能。

3. 鉴别诊断

（1）运动神经元疾病：其在临床表现与上肢运动功能障碍型颈椎病相似，同样存在进行性上肢带肌萎缩及肌无力，故临床医生在诊断时需注意甄别。详细询问病史及查体，观察是否存在肌肉震颤等运动神经元疾病特有的体征，行CT与MRI检查明确是否存在颈髓压迫因素。

（2）肌萎缩性脊髓侧索硬化：两者均为神经源性损伤，上肢运动功能障碍型颈椎病的神经源性损伤呈节段性分布，而肌萎缩性脊髓侧索硬化患者的肌电图表现为广泛性神经源性损伤，失神经电位出现于肢体及相应节段的椎旁肌，且至少4个部位以上的肌肉无力、萎缩，必要时可加做胸锁乳突肌肌电图以进一步鉴别。

（3）棘旁肌肌电图对于分离性上肢运动功能障碍型颈椎病和臂丛神经损伤的鉴别诊断意义。脊髓后角发出脊神经后根，后根为感觉根。前根和后根在硬脊膜合并后，发出脊神经前支和后支。前支和后支均为混合神经，含有运动和感觉神经。臂丛神经由前支组成，若为臂丛神经损伤，则由后支支配的相应节段棘旁肌肌电图将不会出现神经源性损伤表现。臂丛神经损伤患者上肢肌电图表现为上肢臂丛神经损伤，棘旁肌肌电图无特征性改变；而分离性上肢运动功能障碍型颈椎病患者受累肌肌电图检查可出现运动单元电位减少、失神经电位、纤颤波和正锐波等神经源性损伤表现，同时棘旁肌肌电图也提示与颈髓或神经根受压迫相应节段的神经源性损伤。

4. 治疗

原则上一旦发现分离性上肢运动功能障碍型颈椎病并确诊后，应及早行外科手术干预，此类型疾病的预后比较乐观。手术指征为保守治疗无效，明确诊断为分离性上肢运动功能障碍型颈椎病，排除合并运动神经元类疾病，近期内萎缩加快，上肢肌力下降已严重影响生活的患者应考虑手术治疗。目前对于术式的选择尚无明确定论，前路减压与后路椎板成形术均有报道用于神经减压，大多数患者在接受颈椎减压手术后上肢无力症状均可得到缓解。

程细高教授点评

该患者臂丛 MRI 因伪影诊断为"臂丛神经损伤"。伪影是指成像和信息处理过程中人体并不存在的错误特征，造成图像质量下降，分析困难，掩盖病灶，导致漏诊，甚至出现假病灶造成误诊。棘旁肌肌电图对分离性上肢运动功能障碍型颈椎病和臂丛神经损伤的鉴别更具有可行性。早期、准确地诊断分离性上肢运动功能障碍型颈椎病并及时施行合适的手术，能获得比较乐观的预后。

（殷　明　黄文舟）

参考文献

1. KEEGAN J J. The cause of dissociated motor loss in upper extremity with cervical spondylosis：A case report. J Neuro Surg，1965，23（5）：528-536．

2. MATSUNAGA S，SAKOU T，IMAMURA T，et al. Dissociated motor loss in the upper extremities：Clinical features and pathophysiology. Spine，1993，18（14）：1964-1967.

3. 李晶，周江南，李康华，等．分离性上肢运动障碍型颈椎病的诊断与治疗．中国脊柱脊髓杂志，2000，10（3）：133-135.

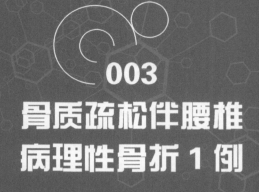

003

骨质疏松伴腰椎
病理性骨折 1 例

📋 病历摘要

患者，女，高龄。

[主诉]　腰痛伴腰部活动受限 1 个月。

[现病史]　患者诉 1 个月前无明显诱因出现腰痛，伴腰部活动受限，不伴下肢麻痛及其他特殊不适，坐立时加重，平卧时缓解。曾就诊于南昌某医院行 MRI 检查示胸腰椎多节段椎体压缩性改变，L_1 椎体水肿。后卧床，口服抗骨质疏松药物治疗，症状无明显好转。遂就诊于我院，门诊拟"腰椎体压缩性骨折"收入我科住院治疗。

[既往史]　既往体健，否认高血压、糖尿病病史，否认肝炎、结核病史，否认其他病史，否认手术及输血史，否认食物及药物过敏史。

[体格检查]　体温 37.0 ℃，脉搏 83 次 / 分，呼吸 20 次 / 分，血

压 138/88 mmHg。脊柱后凸畸形，胸腰段各棘突及椎旁可触及压痛和叩击痛，各方向活动受限；颈椎、胸椎各棘突无明显压痛及叩击痛，各方向活动可。双上肢未见畸形、淤斑，双上肢感觉正常，双侧三角肌、肱二头肌、肱三头肌、前臂前后肌群及指伸屈肌肌力均为 5 级，双侧肱二头肌、肱三头肌及桡骨膜反射正常，双侧 Hoffmann 征阴性。双下肢等长，未见明显肿胀、畸形；双下肢肌张力正常，双侧髂腰肌、股四头肌、股二头肌、小腿前后肌群肌肌力及足趾伸屈肌肌力均为 5 级，双下肢痛、触觉等浅感觉正常，膝、踝反射未见明显异常。双侧直腿抬高试验阴性，双侧髌阵挛及踝阵挛阴性，双侧 Babinski 征、Gordon 征、Oppenheim 征等病理征未引出。四肢末梢血运正常。

[辅助检查] 血常规：白细胞 7.95×10^9/L，中性粒细胞百分比 67.6%，血红蛋白 105 g/L，C 反应蛋白 15 mg/L。血生化：白蛋白 35.21 g/L。影像学检查：腰椎 MRI 示 L_1 椎体新鲜压缩性骨折（图 3-1）。

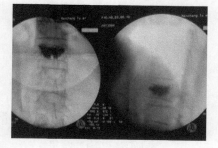

图 3-1　术前腰椎 MRI

[诊断] 骨质疏松伴腰椎病理性骨折。

[治疗] 患者手术指征明确，入院后完善相关检查、检验，明确无手术禁忌证后，于手术室局部麻醉下行经皮椎体后凸成形术（PKP），术中影像见图 3-2。术后患者即感疼痛明显缓解，在腰围保护下可逐渐下地活动。因采用日间手术模式，术后第 2 天即可出院，指导患者进行适当功能锻炼。

图 3-2　术中 C 臂机透视

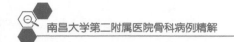
病例分析

老年人胸腰椎压缩性骨折最根本原因是骨质疏松。随着年龄增长，老年人体内雌、雄激素水平下降，对甲状腺激素的拮抗作用下降，对破骨细胞的抑制作用减弱，从而导致骨量下降及骨强度减弱，骨的承受力也明显减弱，轻微外力都可以造成骨折。另外，老年人的运动量明显减少，肌张力低、血液循环减弱，骨形成与重建失去了必要的应力刺激，同时动作不协调更易于跌倒。老年人胃肠道吸收功能减弱，钙及蛋白质的摄入明显减少，也是造成骨质疏松的原因之一。还有老年人的免疫功能低下，内分泌功能失调都可能造成骨吸收增加、骨形成减少。

对于开放性手术，X线引导监视下的经皮椎体成形术（PVP）具有创伤小、恢复快、对患者心肺功能影响小等优势。目前越来越多的学者主张骨质疏松性椎体压缩骨折（osteoportic vertebral compression fractures，OVCF）不必保守治疗，一旦明确诊断即可尽快行PVP或者PKP手术治疗，以迅速消除剧烈的胸背或腰背疼痛，使患者在短期内即可恢复正常生活。本例患者是在骨折发生后1周之内进行手术治疗，术后第2天即可出院。

吴凯教授点评

关于骨水泥注射量的问题，生物力学研究证实椎体刚度的恢复需要4～6 mL或29.8%椎体体积百分比的骨水泥量。所以在PKP术中，在保证无明显骨水泥渗漏的前提下，尽可能做到足量注射骨水泥，否则容易出现后期的伤椎高度丢失。这里所说的"足量"是

笔记

指在 PKP 手术中，由于在球囊撑开椎体的过程中椎体内被撑开一定的空间，骨水泥注射量要超过球囊扩张时显影剂注入的量，影像学上骨水泥在周围骨松质内产生一定程度的弥散。术中以骨水泥充填球囊扩张形成的空腔并渗入周围松质骨与椎体锚固为目的，并不追求全椎体充填。一般 $T_{10} \sim T_{12}$ 注射量 5 mL 左右，腰椎注射量 6 mL 左右，X 线透视看到骨水泥在骨小梁的间隙中呈"毛刺"样弥散。在 PKP 手术过程中，如果骨水泥进入的时候相对比较黏稠，在注射量不够充足的情况下，骨水泥不能在周围骨松质很好地弥散，则镇痛效果和椎体增强的效果均不理想，术后会出现疼痛，不能很好缓解，甚至出现比较明显的椎体高度丢失和脊柱后凸畸形。

（吴　凯）

004
特发性脊柱侧凸2例

病历摘要

病例1

患者，女，62岁。

[主诉] 顽固性腰背部疼痛20余年，左下肢疼痛、麻木5个月。

[现病史] 患者自诉20年来反复腰痛，间断性发作，休息后可缓解，患者未重视，未进行正规诊治。5个月前患者腰痛症状再次发作，并出现左下肢放射性疼痛、麻木，休息时缓解，活动后加重。同时患者出现间歇性跛行，行走10分钟需休息，跛行间距约200米。患者遂来我院门诊就诊，门诊以"脊柱侧凸"收治入院。患者自起病以来，精神稍差，食欲可，睡眠一般，大小便正常，近期体重无明显变化。

[既往史]　既往体健，否认高血压、糖尿病病史，否认肝炎、结核病史，否认其他病史，否认手术及输血史，否认食物及药物过敏史。

[体格检查]　体温 36.8 ℃，脉搏 72 次 / 分，呼吸 18 次 / 分，血压 135/80 mmHg。神志清楚，精神尚可，心、肺、腹未见明显异常。专科检查：脊柱偏离中线。双肩不等高，右肩较左肩高约 2 cm，胸腰段脊柱呈 S 形弯曲，前屈时腰部不对称，腰椎侧凸明显。脊柱各棘突无明显压痛及叩击痛，各方向活动可。双上肢无畸形，感觉正常，上肢肌张力、肌力正常，双上肢肱二头肌、肱三头肌及桡骨膜反射正常，双侧 Hoffmann 征阴性。双下肢等长、无畸形，双下肢肌张力正常。左下肢触觉减退伴痛觉过敏，肌力正常。右下肢感觉无减退，肌张力和肌力正常。双侧膝、踝反射稍减弱。双侧直腿抬高试验阴性，加强试验阴性，双侧髌、踝阵挛阴性，双侧 Babinski 征阴性、Gordon 征阴性、Oppenheim 征阴性，四肢末梢血运正常。

[辅助检查]　实验室检查未见明显异常。脊柱全长 X 线检查示脊柱退行性骨关节病合并脊柱畸形、L_3 椎体 Ⅰ 度左侧滑脱（图 4-1）。MRI 检查示胸腰椎退行性变；腰椎管狭窄；腰椎管脊柱腰段侧凸畸形；$T_1 \sim T_2$、$T_2 \sim T_4$、$T_3 \sim T_5$ 椎间盘向后突出；$C_5 \sim T_2$ 水平脊髓空洞症可能。

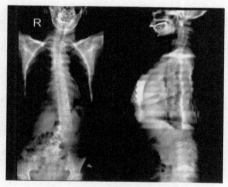

图 4-1　术前脊柱全长 X 线

[诊断]　①脊柱侧凸（退行性）；②腰椎管狭窄；③腰椎间盘突出；④胸腰椎退行性变。

[治疗]　入院后完善相关检查，未见明显手术禁忌证。经积极术前准备，在全身麻醉下行斜外侧入路腰椎间盘切除术＋腰椎椎管减压术，患者术中生命体征平稳，术后病情稳定，恢复良好（图4-2）；11天后再次行脊柱侧凸后路截骨矫形术＋脊柱椎弓根钉内固定术＋植骨术。术后切口愈合佳，顺利出院（图4-3）。治疗转归：脊柱侧凸明显矫正，患者腰痛及左下肢疼痛、麻木明显缓解，活动能力好转。

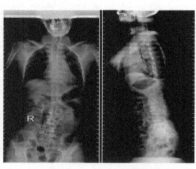
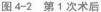
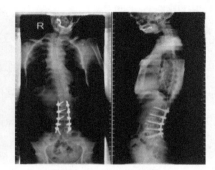

图4-2　第1次术后　　　　　　　　图4-3　第2次术后

病例2

患者，男，15岁。

[主诉]　发现脊柱侧凸4年，加重1年。

[现病史]　患者于4年前无明显诱因出现胸背部畸形，无背部疼痛，无躯干及四肢感觉，活动正常，在当地行X线检查诊断为脊柱侧凸。近1年来，患者自觉畸形明显加重，为求进一步诊治就诊于我院，脊柱全长X线检查示脊柱侧凸，遂收住我科。患者自发病以来，精神可，食欲可，睡眠可，大小便正常，近期体重无明显变化。

[既往史]　既往体健，否认高血压、糖尿病病史，否认肝炎、结核病史，否认其他病史，否认手术及输血史，否认食物及药物过敏史。

笔记

[体格检查]　体温 36.8 ℃，脉搏 72 次 / 分，呼吸 18 次 / 分，血压 105/70 mmHg。神志清楚，精神尚可，心、肺、腹未见明显异常。专科检查：身高 165 cm，体重 50 kg。双肩等高，躯干居中，脊柱呈 S 形弯曲，前屈可见双侧背部不对称，呈剃刀背畸形。脊柱各棘突无明显压痛及叩击痛，各方向活动可。双上肢感觉正常，双侧三角肌、肱二头肌、肱三头肌、前臂前后肌群及指深屈肌肌力均为 5 级，双上肢肱二头肌、肱三头肌及桡骨膜反射正常，双侧 Hoffmann 征阴性。双下肢等长，未见明显肿胀畸形，双下肢张力正常，双侧髂腰肌、股四头肌、股二头肌、小腿前后肌群肌力及足趾伸屈肌肌力均为 5 级，双下肢痛、触觉等浅感觉正常，膝、踝反射正常，双侧直腿抬高试验阴性，双侧髌、踝阵挛阴性，双侧 Babinski 征、Gordon 征、Oppenheim 征等病理征阴性，四肢末梢血运正常。

[辅助检查]　实验室检查：未见明显异常。脊柱全长 X 线：检查示脊柱侧凸呈 S 形（图 4-4）。

[诊断]　青少年特发性脊柱侧凸。

[治疗]　入院后完善相关检查，未见明显手术禁忌证。经积极术前准备，在全身麻醉下行脊柱侧凸后路矫形术＋脊柱椎弓根钉内固定术＋植骨术，术后切口愈合佳，顺利出院。治疗转归：术后复查 X 线，脊柱畸形矫正（图 4-5）。

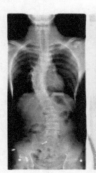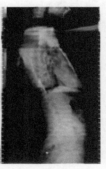

图 4-4　术前脊柱全长 X 线

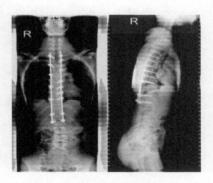

图 4-5　术后 X 线

病例分析

脊柱侧凸是指脊柱的一个或数个节段向侧方弯曲，并伴有椎体旋转的三维脊柱畸形。国际脊柱侧凸研究学会对脊柱侧凸定义如下：应用 Cobb 法测量站立位、正侧位 X 线检查的脊柱侧凸弯曲角度大于 10°，则诊断为脊柱侧凸。

1. 脊柱侧凸的常见病因分类

脊柱分为非结构性脊柱侧凸和结构性脊柱侧凸。

（1）非结构性脊柱侧凸：在侧方弯曲像和牵引像上可以被矫正，无内在固有改变，Bending 像表现对称，病因去除，畸形即能消除，包括姿势不正、癔症、神经根受刺激、炎症、下肢不等长、髋关节挛缩等引起的侧凸。

（2）结构性脊柱侧凸：与非结构性脊柱侧凸相反，伴有旋转的结构固定的侧方弯曲，侧凸不能通过平卧或侧方弯曲而自行纠正，或虽矫正但无法维持，受累椎体被固定于旋转位。主要包括以下情况：①特发性脊柱侧凸：原因未明确的侧凸，占总数的 75% ～ 80%，又分为婴儿型（0 ～ 3 岁）、少儿型（4 ～ 10 岁）、青少年型（11 ～ 18 岁）和成人型（大于 18 岁）。②先天性脊柱侧凸：指脊柱先天性发育障碍，X 线检查可见半椎体、楔形椎、骨桥等结构。③神经肌肉型脊柱侧凸：由人体神经肌肉传导通路异常所致，可行肌电图和神经传导测定等电生理检查明确。④神经纤维瘤性脊柱侧凸：特点为人体皮肤表面可见 6 个以上咖啡斑，部分患者有局限性橡皮性神经瘤，具有高度遗传性。⑤间充质病变合并脊柱侧凸：患者常同时患有马方综合征。⑥代谢性障碍合并脊柱侧凸：患者同时患有佝偻病、高胱氨酸尿症。⑦退行性脊柱侧凸：与其他脊柱侧凸不同的是，本病主要表现为长期顽固性疼痛、根性放射痛及间歇性跛行。

2. 脊柱侧凸的诊断

（1）临床表现：是否存在脊柱畸形，偏离中线，两肩不等高，前屈时两侧背部不对称，形成"剃刀背"等脊柱侧凸的共同临床表现。

（2）体格检查：脱去上衣，充分显露，仔细观察，注意皮肤有无色素沉着或皮下肿物，胸廓是否对称，前屈时背部是否对称，患者浅深感觉的异常。

（3）辅助检查：①脊柱全长站立位 X 线检查，测量 Cobb 角和椎体旋转度；② Bending 像，了解脊柱柔韧度和评估术后效果；③骨盆正位 X 线检查，了解骨骼发育程度，评估 Risser 征；④ CT、MRI 检查，了解椎管内情况和骨与神经关系；⑤心肺功能检查，严重胸廓畸形，可引起肺源性心脏病，排除相关禁忌证；⑥电生理检查，区别脊柱侧凸，确立脊柱侧凸分类。

3. 脊柱侧凸的治疗

脊柱侧凸的治疗原则：①矫正畸形；②获得稳定；③维持平衡；④尽可能减少融合范围。

（1）观察随访：Cobb 角小于 25° 的青少年应严密观察，每半年随访 1 次；而对于骨骼成熟的患者，则不需进一步检查。

（2）支具治疗：Cobb 角大于 25° 且每年进行性增加 5° 或者 Cobb 角在 25° ～ 40° 的患者需根据自身情况，定做支具。站立位脊柱全长 X 线检查示侧凸矫正率大于 50%，说明矫正有效。每天佩戴支具至少 20 小时，每半年复查 1 次直至女孩月经初潮后 2 年、Risser 征Ⅳ度，男孩 Risser 征Ⅴ度。

（3）手术治疗：Cobb 角大于 40° 且每年进行性增加 5° 或者 Cobb 角大于 50° 应选择手术治疗。术前需特别注意肺功能能否耐受

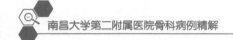

手术。手术分为侧凸矫形和脊柱融合两方面，矫形是为了重建脊柱结构，融合的目的是保持重建结构，维持稳定。融合太短将导致代偿弯曲弧度加重，过长则影响脊柱生理功能。目前大多采用国际上 Lenke 分型和 PUMC 分型来指导手术矫形和融合的范围。

曹凯教授点评

病例 1 诊断为退行性脊柱侧凸，好发于老年人，有间歇性跛行、神经根放射痛及腰痛等症状，临床表现明显，结合影像学资料，诊断容易。对于这种长期症状、非手术治疗难以改善的老年患者，首选手术治疗。因患者高龄，手术风险大，所以手术分两次进行。

病例 2 中患者为青少年特发性脊柱侧凸，发病原因不明确，查体表现为"剃刀背"，一般无四肢感觉、肌力等异常。对于青少年，需结合 Cobb 角、Risser 征及疾病进展等情况选择正确的治疗方式。

随着人们生活水平的提高和技术的进步，脊柱侧凸患者获得治疗比例逐渐提高，但仍然是骨科领域费用高、风险大、时间长、复杂度高的手术，考验临床医师的手术技巧，所以需综合评估患者的身体状况、经济条件、治疗意愿及手术期望，不可盲目手术。

（曹　凯）

参考文献

1. 陈孝平，汪建平 . 外科学 . 8 版 . 北京：人民卫生出版社，2013：622-625.

2. 胥少汀，葛宝丰，徐印坎 . 实用骨科学 . 4 版 . 北京：人民军医出版社，2014：2116-2165.

005
创伤性枢椎脱位
（Hangman 骨折）1 例

病历摘要

患者，男，42岁。

[现病史]　因发生交通事故后出现颈部疼痛、活动受限 4 小时入院。

[体格检查]　体温 36.8 ℃，心率 92 次 / 分，呼吸 18 次 / 分，血压 98/64 mmHg。神志清楚，查体合作。心、肺听诊无明显异常，腹部平软，无压痛及反跳痛，肠鸣音正常。双上肢痛觉过敏，双侧三角肌、肱二头肌、肱三头肌肌力 3 级，双手握力明显减弱，双侧髂腰肌、股四头肌、股二头肌、胫骨前肌、小腿三头肌、趾屈伸肌肌力 4 级，四肢腱反射消失，病理征未引出。脊髓损伤 ASIA 分级 D 级。

[辅助检查]　X 线及 CT 检查示 C_2 椎弓骨折，骨折断端分离移

笔记

位大于 3 mm，成角畸形大于 11°，C_2 椎体向前脱位（图 5-1、图 5-2）。

MRI 检查示 C_2 椎体脱位后造成椎管狭窄，颈髓受压（图 5-3）。

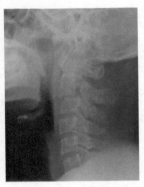

图 5-1　X 线检查

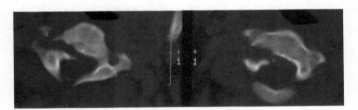

图 5-2　CT 检查

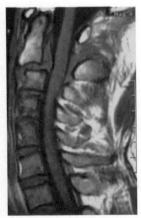

图 5-3　MRI 检查

[诊断]　创伤性枢椎脱位（Hangman 骨折）。

[治疗]　患者入院后立即行颅骨牵引，床边复查 X 线示 C_2 椎体

仍残留部分脱位（图 5-4），且患者脊髓损伤表现并未改善，故在全身麻醉下行颈椎前路自体髂骨块植骨融合、钉板内固定术，围术期给予脱水、营养神经等治疗措施，并在康复医学科指导下进行脊髓损伤康复治疗。

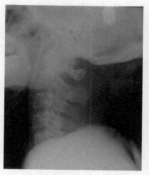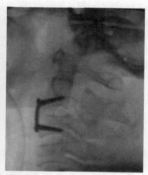

图 5-4　入院复查 X 线

患者术后四肢感觉及肌力逐渐恢复，并于术后 5 天出院，出院后在当地医院继续进行康复治疗。术后 3 个月患者脊髓损伤完全恢复，脊髓损伤 ASIA 分级 E 级。术后 6 个月复查 X 线示 C_2 椎弓骨折愈合（图 5-5），能正常生活，并重返工作。

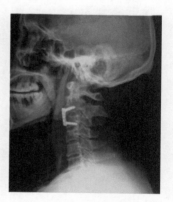

图 5-5　术后 6 个月复查 X 线

病例分析

创伤性枢椎脱位于 1866 年由 Hangman 在一名罪犯被执行绞刑时第一次发现并描述，现在最常见的原因是在交通事故中，头部过伸后枕骨撞击寰椎后弓，寰椎后弓又撞击枢椎的椎弓引起的骨折及脱位。

常采用改良的 Effendi 分型进行治疗方案的选择。

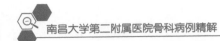

Ⅰ型：C_2椎弓骨折无成角或移位小于 3 mm，常由过伸和轴向负荷所引起，椎间盘和前纵韧带是完好的，是稳定性骨折，佩戴颈围 8 ～ 12 周即可。

Ⅱ型：C_2椎弓骨折移位大于 3 mm，成角畸形大于 11°，由过伸及轴向负荷所引起，在暴力作用下导致 C_2 ～ C_3椎间盘破裂，为不稳定性损伤，大多数病例先进行颈椎过伸位牵引复位，再使用 Halo-Vest 外固定 12 周后骨折即可愈合。

Ⅱ A 型：C_2椎弓骨折移位小于 3 mm，成角畸形大于 11°，由屈曲牵张损伤所引起，为不稳定性损伤，如果使用牵引，将使 C_2 ～ C_3椎间隙明显变宽及移位增大，故治疗应使用 Halo-Vest 外固定，并在透视下对头部轻度施压以达到并维持解剖复位，直到骨折愈合为止。

少数牵引复位不理想、骨折不愈合的Ⅱ型及Ⅱ A 型损伤的病例应采取手术治疗，手术方法包括后路 C_1 ～ C_3融合术或前路 C_2 ～ C_3融合术。

Ⅲ型：椎弓骨折合并 C_2 ～ C_3小关节脱位，C_2 ～ C_3椎间盘及后纵韧带破裂，常伴有神经损伤，是不稳定性损伤，所有Ⅲ型骨折都需要手术复位及后路 C_2 ～ C_3融合。

本例患者行颅骨牵引后复位不理想，且患者合并有椎管狭窄及神经损伤表现，所以选择了 C_2 ～ C_3前路复位、植骨融合、钉板内固定的手术方式，并取得了满意的治疗效果。

顾玉荣教授点评

创伤性枢椎脱位是严重的颈椎损伤类型之一，根据受伤史、临床表现及影像学表现，诊断并不困难。因为不同的分类治疗方式也不同，所以确认分型尤为重要。需要注意的是，Ⅰ型、绝大部分Ⅱ型及ⅡA型骨折都可以考虑保守治疗，但ⅡA型骨折不能进行牵引复位，而应通过 Halo-Vest 外固定进行治疗。保守治疗效果不佳的骨折及Ⅲ型骨折应通过手术进行治疗。

（顾玉荣　陈　路）

参考文献

1. LEVINE A M, EDWARDS C C. The management of traumatic spondylolisthesis of the axis. J Bone Joint Surg Am, 1985, 67（2）: 217-226.

2. STARR J K, EISMONT F J. Atypical hangman's fractures. Spine, 1993, 18: 1954-1957.

3. VIEWER U, MEYER B, SCHRAMM J. Differential treatment in acute upper cervical spine injuries: A critical review of a single-institution series. Surg Neurol, 2000, 54（3）: 203-210.

006

枢椎齿状突陈旧性骨折、骨不连合并寰枢椎脱位1例

病历摘要

患者，男，48岁。

[主诉] 四肢麻木无力4年，加重半年。

[现病史] 患者4年前头颈部有重物砸伤史，伤后出现双上肢麻木，未行特殊治疗。近半年，患者无明显诱因出现上述症状且较前明显加重，伴腹部束带感及双下肢踩棉花感，步态不稳。

[体格检查] 体温37.0℃，心率52次/分，呼吸16次/分，血压94/62 mmHg。神志清楚，查体合作。心、肺听诊无明显异常，腹部平软，无压痛及反跳痛，肠鸣音正常。颈椎生理曲度欠佳，棘突及椎旁无明显叩压痛，颈椎活动轻度受限。双肢皮肤痛触觉减退，躯干及双下肢浅深感觉正常，四肢肌张力增高，双侧三角肌、肱二

头肌、肱三头肌肌力均为4级，双手握力减弱，双侧髂腰肌、股四头肌、股二头肌、胫骨前肌、小腿三头肌肌力及足趾伸屈肌肌力均为4级，双侧肱三头肌腱反射、肱二头肌腱反射、桡骨膜反射、膝反射、跟腱反射亢进，双侧髌阵挛、踝阵挛阳性，双侧 Hoffmann 征阳性，双侧 Babinski 征阳性。脊髓损伤 ASIA 分级 D 级。

[辅助检查] 行 X 线及 CT 检查示枢椎齿状突不连，寰枢椎不稳定，造成椎管狭窄（图6-1）。行 MRI 检查示枢椎齿状突与寰椎后弓形成狭窄，压迫颈髓，颈髓内可见异常信号（图6-2）。心电图检查示窦性心动过缓，心率 52 次 / 分。其他辅助检查未见明显异常。

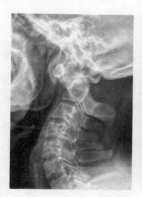
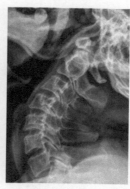

图 6-1   X 线检查

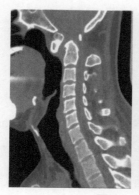
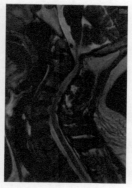

图 6-2   MRI 检查

[诊断] 枢椎齿状突陈旧性骨折、骨不连合并寰枢椎脱位。

[治疗]　患者诊断及手术指征明确，入院后颈托保护颈部，严格卧床，因心电图提示窦性心动过缓，阿托品试验阳性，请心内科会诊后安装临时起搏器，完善其他术前检查未发现绝对手术禁忌证，在全身麻醉下行后路寰枢椎复位、钉棒内固定、取自体髂骨颗粒植骨融合术，围术期给予脱水、营养神经等治疗措施，并在康复医学科医师指导下进行脊髓损伤康复治疗。

患者术后四肢感觉及肌力逐渐恢复，于术后 7 天出院，术后 3 个月患者脊髓有明显恢复，ASIA 分级 E 级，恢复正常生活。复查 CT 示椎管容积明显改善，内固定位置正确，寰椎后弓与枢椎椎板植骨融合情况良好（图 6-3）。

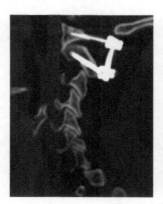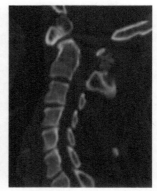

图 6-3　术后复查 CT

病例分析

对于齿状突骨折的分型，国内外公认的是 Anderson-D'Alonzo 分型：Ⅰ型是齿状突尖部撕裂性骨折，为附着在齿状突尖部的齿突尖及翼状韧带牵拉所致；Ⅱ型为齿状突与枢椎椎体连接处的骨折，即齿状突基底部骨折，此型最为多见，约占齿状突骨折的 65%；Ⅲ型即枢椎椎体部的骨折，约占齿状突骨折的 31%。

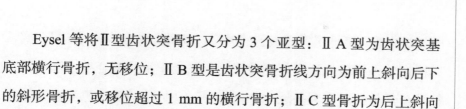

Eysel 等将Ⅱ型齿状突骨折又分为 3 个亚型：ⅡA 型为齿状突基底部横行骨折，无移位；ⅡB 型是齿状突骨折线方向为前上斜向后下的斜形骨折，或移位超过 1 mm 的横行骨折；ⅡC 型骨折为后上斜向前下的斜形骨折。

Ⅲ型齿状突骨折按骨折线的位置高低又分为浅Ⅲ型和深Ⅲ型。

针对以上不同类型的骨折，其治疗方式的选择各有侧重。Ⅰ型为稳定性骨折，不会引起寰枢椎不稳及严重的临床不适感，一般采取保守治疗。Ⅱ型最为常见，是齿状突骨折中最不稳定的一种，寰枢椎的稳定性明显下降，容易压迫脊髓，引起严重的神经系统症状；而且由于基底部骨质较致密，齿状突近端骨质血供贫乏，容易导致骨折延迟愈合或不愈合，是需要积极行手术治疗的骨折类型。浅Ⅲ型骨折靠近齿状突颈，寰枢椎的稳定性会受到明显影响，需要进行手术治疗。深Ⅲ型较稳定，一般无须采取手术治疗。

关于手术治疗有以下 3 种方案可供选择。

（1）前路空心拉力螺钉内固定治疗齿状突骨折主要适用于Ⅱ型和浅Ⅲ型齿状突骨折。其禁忌证主要有：①病程＞ 3 个月的陈旧性齿状突骨折未愈合，特别是已形成假关节者；②横韧带断裂者，中空螺钉固定后也无法有效恢复寰枢椎稳定性；③ Anderson ⅡC 型骨折或粉碎性骨折患者，中空螺钉会加大骨折断端的移位；④严重的骨质疏松患者；⑤合并不稳定的 Jefferson 骨折患者；⑥桶状胸、短颈、脊柱侧凸畸形、颈椎强直患者术中操作困难；⑦年龄较小及齿状突较小的患者。

（2）后路寰枢椎经关节螺钉内固定术（Magerl 螺钉技术）是螺钉经枢椎椎弓峡进入寰椎侧块，经寰枢侧块关节螺钉固定，其固定效果确切，可明显对抗寰枢椎不稳定引起的平移和旋转，由于螺钉

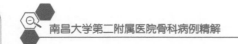
不经过椎管，降低了脊髓损伤的风险。多项生物力学试验结果证实，其固定效果明显优于寰枢椎后路钢丝固定＋植骨融合技术和椎板夹技术，其骨性融合率接近 100%；但是 10% ～ 23% 的患者存在椎动脉变异，行 Magerl 螺钉固定时存在较高的椎动脉损伤风险。同时由于 Magerl 技术要求的进钉角度过大，术前要求解剖复位，手术操作难度较大，且一定要在 X 线下进行，加大了临床操作难度。

（3）后路寰枢椎椎弓根螺钉内固定技术是将寰椎侧块和枢椎椎弓根进行固定，将寰枢椎进行融合，固定效果确切，术中螺钉容易避开椎动脉，风险相对较低。相对于 Magerl 螺钉技术，该手术术前无须行寰枢椎严格复位，术中可通过钉棒系统的提拉作用复位寰枢椎，对于齿状突骨折合并寰枢椎脱位、陈旧性齿状突骨折合并寰枢椎脱位、难复性齿状突骨折合并寰枢椎脱位的患者治疗效果确切。后路寰枢椎椎弓根螺钉固定将寰枢椎融合，丧失了寰枢椎的旋转功能，对术后患者颈椎的旋转活动功能有明显影响。

顾玉荣教授点评

本例患者为齿状突陈旧性骨折骨不连、寰枢椎脱位，造成椎管狭窄、颈髓损伤，诊断及手术指征明确，选择经后路寰枢椎复位、钉棒内固定、自体髂骨骨颗粒植骨融合手术方案正确，患者术后脊髓功能恢复良好，取得了满意的治疗效果。

（顾玉荣　陈　路）

参考文献

1. ANDERSON L D, D'ALONZO R T. Fractures of the odon-toid process of the axis. J Bone Joint Surg Am, 1974, 56（8）: 1663-1674.

2. EYSEL P, ROOSEN K. Ventral or dorsal spondylodesis in dens basal fracture - A new classification forchoice of surgical approach. Zentralbl Neurochir, 1993, 54（4）: 159-165.

3. FAGIN A M, CIPOLLE M D, BARRACO R D, et al. Odontoid fractures in the elderly: should we operate? J Trauma, 2010, 68（3）: 583-586.

4. ELLIOTT R E, TANWEER O, BOAH A, et al. Outcome comparison ofatlantoaxial fusion with transarticular screws and screw-rod constructs: meta-analysis and review of literature. J Spinal Disord Tech, 2014, 27（1）: 11-28.

5. HUANG D G, HAO D J, HE B R, et al. Posterior atlantoaxial fixation: a review of all techniques. Spine J, 2015, 15（10）: 2271-2281.

病历摘要

患者，男，61 岁。

[主诉] 胸、背部疼痛 2 月余，双下肢麻木无力 4 天。

[现病史] 患者自诉 2 个月前无明显诱因出现胸、背部疼痛，同时伴发热，最高达 39 ℃，吸气时疼痛加剧，赴当地医院就诊，行胸椎 MRI 示 T_6、T_7 椎体骨质异常，考虑胸椎结核，建议转上级医院进一步治疗。遂来我院就诊，行胸椎 MRI 平扫＋增强扫描（2018 年 11 月 9 日）：T_6、T_7 椎体 T_2 压脂高信号伴后方椎管内硬膜外异常信号，考虑炎性感染性病变，结核？建议手术＋抗结核治疗，但患者拒绝手术并要求出院。4 天前突发双下肢麻木无力，再次于我院就诊，门诊拟"胸椎结核"收住我科。自起病以来，患者精神、饮食及睡眠一般，

笔记

小便正常，大便难解。

　　[既往史]　既往身体一般。发现"小三阳"2月余。否认高血压、糖尿病、冠心病病史，否认外伤史，否认输血史，否认药物、食物过敏史，否认猪、羊、牛等动物接触史，否认家族及遗传病史。

　　[体格检查]　体温 36.5 ℃，脉搏 80 次 / 分，呼吸 20 次 / 分，血压 130/89 mmHg。脊柱前屈、后伸活动时胸背部疼痛明显，双侧胸部压痛和叩击痛存在。双上肢感觉、肌力未见明显异常。双下肢等长，未见明显肿胀、畸形；双下肢肌张力正常，左侧髂腰肌、股四头肌、股二头肌、小腿前后肌群及足趾伸屈肌肌力均为 4 级，左下肢痛觉、触觉等浅感觉减退，膝反射亢进，踝未见明显异常。右侧髂腰肌、股四头肌、股二头肌、小腿后肌群、足趾屈曲肌肌力及踇背伸肌力 4 级，右下肢痛觉、触觉等浅感觉减退，膝反射亢进，踝未见明显异常；双侧直腿抬高试验阴性。双侧髌阵挛及踝阵挛阴性，双侧 Babinski 征、Gordon 征、Oppenheim 征等病理征阴性。会阴部感觉及反射正常，四肢末梢血运可。

　　[辅助检查]　实验室检查：总蛋白 73.88 g/L，白蛋白 25.73 g/L，球蛋白 48.15 g/L。乙肝六项：乙肝表面抗原 16.882（+），乙肝表面抗体 0.889（−），乙肝 e 抗原 0.241（−），乙肝 e 抗体 0.072（+），乙肝病毒核心抗体 0.113（+），乙肝病毒前 S1 抗原 9.586（+）；C 反应蛋白（散射比浊）120.00 mg/L，红细胞沉降率（ESR）66 mm/h；结核感染 T 细胞检测：混合淋巴细胞培养 + 干扰素（P-N）2.886，混合淋巴细胞培养 + 干扰素（T-N）0.021，T-N/P-N 0.007；结核抗体（−）；甲胎蛋白 20.5 ng/mL；乙肝定量 PCR 检测 9.38×10^5 IU/mL。

　　影像学检查：胸椎 MRI 平扫示 T_6、T_7 椎体骨质破坏，累及椎间盘并椎旁软组织肿胀，结核可能性大，T_6、T_7 椎体 T_2 压脂高信号伴后方椎管内硬膜外异常信号，考虑结核可能（图 7-1）。胸椎 CT 平扫（每 5 个椎体）示 T_7、T_8 椎体骨质破坏，椎体前软组织密度影，考虑感染性病变可能性大，两肺局限性肺气肿，两肺下叶少许炎症。双侧胸腔少量积液。肝脏及双肾多发囊肿（图 7-2）。

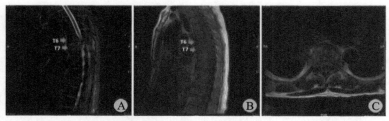

A：T_2 压脂矢状位 T_6、T_7 低信号　B：T_1 像矢状位低信号　　　C：椎体横断位

图 7-1　胸椎 MRI 平扫

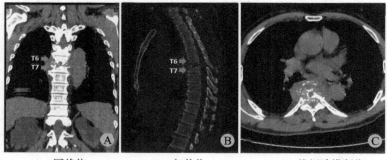

A：冠状位　　　　　　B：矢状位　　　　　C：椎间隙横断位

图 7-2　胸椎三维 CT 重建

[诊断]　胸椎结核，脊髓受压，脊髓损伤，腰大肌脓肿，病毒性肝炎，低蛋白血症。

[鉴别诊断]　其主要与其他感染性脊柱炎、病理性骨折及肿瘤相鉴别，其中布氏杆菌性脊柱炎有猪、羊、牛等动物接触病史，发热呈波状热，CT、结核 T 细胞检测（T-SPOF-TB）、病灶组织活检及病原学检查可以辅助鉴别。

[治疗]　入院后予抗结核、抗病毒治疗，纠正低蛋白血症、补液及对症治疗 1 周，复查结果：红细胞沉降率 88 mm/h，C 反应蛋

白 12.00 mg/L，白蛋白 30.46 g/L，球蛋白 50.77 g/L，总胆红素 23.87 μmol/L，直接胆红素 8.89 μmol/L，天门冬氨酸氨基转移酶 118.83 U/L。排除其他手术禁忌证后，在全身麻醉下行胸椎后路病灶清除 + 植骨融合内固定术，术后继续予抗结核、抗病毒治疗，同时予抗感染、镇痛、补充营养、补液及预防血栓形成处理，定期换药。

[随访] 切口愈合良好。术后复查结果：C 反应蛋白 46.24 mg/L，红细胞沉降率 6 mm/h，白蛋白 35.39 g/L，白球比 0.87。术后复查 X 线示胸椎锥体内固定位置良好（图 7-3）。

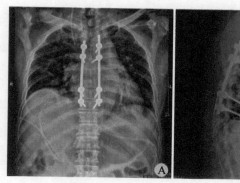

A：正位   B：侧位

图 7-3 胸椎术后复查 X 线

病例分析

脊柱是肺外结核常见的发病部位，在骨与关节结核中发病率最高。近年来，发病人群以青壮年居多。脊柱结核发病部位以腰椎最多，胸椎次之，颈椎较少见。病变常使 2 个以上椎体受累，病椎可为 2 个邻近椎体，也可间隔分段发病。其中绝大多数为椎体结核，如诊治不及时，极易累及椎管，产生脊髓、神经压迫。脊髓、神经压迫会使患者丧失劳动力或者遗留病残，对社会与家庭均有一定影响。

　　脊柱结核患者常有结核病史，同时多有午后低热、消瘦、贫血等伴随症状。从感染到出现相应临床表现一般需 11 ～ 12 个月，部分区域会有疼痛、按压痛、肌肉僵直、病灶周围脓肿、脊柱畸形等，是脊柱结核的典型临床表现；脊柱结核病变破坏椎体，其中 98% 累及前柱，以破坏终板为主。脊柱结核的发病率位于全身骨与关节结核的首位，占 50% ～ 75%。早期病变多位于椎体，可能是因为椎体以松质骨为主，滋养动脉为终末动脉，故而结核杆菌更容易停留。脊柱结核常常继发于肺结核或消化道结核，好发于体弱、营养状态差的儿童、青少年及老年人。结核杆菌到达椎体后，可急性发病，引起相应症状，与原发病灶的症状并存。当机体免疫力较强时，此时到达椎体的结核杆菌可潜伏下来，当机体存在营养不良、过度劳累或外伤等诱因时，会促使先前潜伏的结核杆菌繁殖从而出现临床症状。在脊柱结核中不同椎体的发病率也不同，腰椎发病率最高，胸椎次之，颈椎位于第三位，而骶尾椎则较为罕见。

　　脊柱结核的诊断方法包括实验室检查和影像学检查。实验室检查包括红细胞沉降率、C 反应蛋白、结核抗体、结核菌素试验、T-SPOT-TB 技术及病灶结核杆菌培养 + 药敏、Xpert 试验、基因芯片法等。结核分枝杆菌培养及药敏检测系统（BACTEC MGIT 960）采用荧光法原理，感应培养管内氧浓度的消耗情况来反映 MTB 生长状态，可连续 24 小时监测。该方法是目前诊断脊柱结核细菌学诊断中最重要的方法之一，同样也是诊断"金标准"。当该方法培养提示阳性即可确定诊断，但其培养敏感性较低，易出现假阴性，导致误诊，延误诊疗。影像学检查包括 X 线、CT 及 MRI。X 线检查可观察到脊柱椎间隙变化、脊柱后凸及侧凸程度、大体的骨质改变情况。CT 及 MRI 对椎体结核的诊断更为重要。结核杆菌多侵犯腰骶椎，CT 表现为虫蚀样溶骨性骨质破坏，骨破坏灶多为多发、不规则低密度灶，破坏关节面及关节面下骨质，同时可见明显硬化边。椎体骨质破坏类型以溶骨型和局灶破坏硬化型多见。同时，不同节段椎体骨质破坏类型构成比不一，腰椎以局灶破坏硬化型多见，颈椎、胸椎以溶骨型多见。MRI 病灶信号表现 T_1WI 低信号，T_2WI 等或稍高信号，压脂高信号，增强扫描亦可见不均匀强化，累及椎体数多，椎体变扁可见，且椎间盘破坏明显，病灶大多呈多灶性，多侵犯 2 个以上椎体，骨破坏区死骨常见。脊柱结核伴椎旁冷脓肿比例较高，增强时多数呈环形强化，脓肿壁较厚，可见周围的腰大肌、竖脊肌脓肿且范围较大，部分可见流注现象。

脊柱结核的基本治疗原则为个体化综合治疗，包括休息、制动、加强营养、使用抗结核药物及手术治疗等。脊柱结核是结核杆菌全身感染的局部表现，其中"早期、联合、适量、规律、全程"药物治疗原则依然是脊柱结核治疗最重要的手段。药物治疗贯穿整个治疗过程，大部分患者仅需规范的药物治疗即可治愈，仅在某些情况下才需要外科手术的干预。脊柱结核手术治疗的目的是彻底清除病灶，充分进行神经减压，矫正侧凸、后凸畸形，重建脊柱稳定性。其中，脊柱结核手术指征包括：①有较大的寒性脓肿，流注脓肿者；②病灶内有较大的死骨和空洞者，窦道经久不愈合；③神经功能障碍者；④脊柱明显不稳者；⑤脊柱严重或进行性后凸畸形者等。手术入路包括前路、后路及前后联合入路病灶清除＋植骨融合内固定术，其中后路术式在减少手术时间、出血量及并发症发生率方面有显著优势，也是最常用的手术方案。随访治愈标准：①患者术后经抗结核药物治疗半年以上，全身情况良好，无发热，食欲正常，局部无疼痛；②红细胞沉降率多次复查均在正常范围；③X 线等影像学资料显示

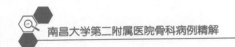

病变椎体已骨性愈合，周围无异常阴影；④恢复正常活动和轻体力工作 3～6 个月，无症状复发，无脓肿、窦道形成。

程细高教授点评

该病例中，患者第一次入院已经存在椎体破坏，具备手术指征，但遗憾的是患者拒绝手术治疗。后期结核病灶迅速发展、持续破坏椎体，导致椎体病理性压缩骨折发生，压迫相应节段脊髓造成神经症状出现。手术过程包括病灶清除、减压植骨融合内固定，以达到充分脊髓减压，重建脊柱形态和高度的目的。术后必须坚持抗结核治疗至少 6 个月，并定期复查椎体融合情况、炎症指标及肝、肾功能等，在经历了全程药物治疗，且多次复查指标无明显异常后方可考虑结束治疗。

（陈伟才）

参考文献

1. WANG Y, WANG Q, ZHU R, et al. Trends of spinal tuberculosis research （1994-2015）: A bibliometric study. Medicine, 2016, 95（38）: e4923.

2. SHI T, ZHANG Z, DAI F, et al. Retrospective etudy of 967 patients with spinal tuberculosis. Orthopedics, 2016, 39（5）: e838-e843.

3. SAHOO M M, MAHAPATRA S K, SETHI G C, et al. Posterior-only approach surgery for fixation and decompression of thoracolumbar spinal tuberculosis: a retrospective study. J Spinal Disord Tech, 2012, 25（7）: e217-e223.

4. WANG L, ZHANG H, TANG M, et al. Comparison of three surgical approaches for thoracic spinal tuberculosis in adult. Spine, 2017, 42（11）: 808-817.

008
布氏杆菌性脊柱炎 1 例

病历摘要

患者，男，64 岁。

[主诉] 颈、腰部疼痛伴间断发热 3 月余。

[现病史] 患者自诉 3 个月前无明显诱因出现颈、腰部疼痛，伴间断发热（最高 39 ℃），有畏寒，无其他明显特殊不适。自行服用退热药物后体温下降，后发热反复，均自行服用退热药物对症处理，但疼痛症状反复。10 天前至外院就诊，血培养提示布氏杆菌感染，颈椎 CT 示 C_5、C_6 椎体改变，布氏杆菌感染可能；腰椎 MRI 示 L_3、L_4 椎体感染，伴椎旁脓肿形成。予利福平＋多西环素治疗，体温峰值较入院下降，但颈、腰部疼痛难忍。为进一步诊治，来我院就诊，门诊拟"布氏杆菌性脊柱炎；骨质破坏（颈椎、腰椎）"收住入院。

41

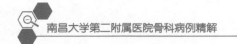

患者自患病以来神志清，精神、食欲差，大小便正常，体重无明显改变。

[既往史] 既往身体一般。否认高血压、糖尿病、冠心病病史，否认肾病、肝炎及结核病史，否认其他疾病史，否认手术、外伤及输血史，预防接种史不详，否认药物、食物过敏史，有羊接触史，否认疫区、疫水接触史，否认毒物、放射性物质接触史。吸烟30余年，每日半包，未戒烟；无饮酒嗜好。否认冶游史，否认家族遗传病史及类似疾病史。

[体格检查] 体温 37.0 ℃，脉搏 80 次 / 分，呼吸 20 次 / 分，血压 120/80 mmHg。脊柱生理弧度存在，未见畸形，颈椎和腰椎活动受限，颈椎和腰椎棘突、椎旁叩击痛阳性。双上肢关节无红肿、压痛，主动、被动活动正常，双侧肱二头肌肌腱、肱三头肌肌腱、桡骨膜反射未及明显异常，双上肢三角肌、肱二头肌及肱三头肌肌力 5 级，双手握力正常，双上肢深感觉正常，痛觉、触觉等浅感觉正常。双下肢无水肿，无活动异常、畸形，双下肢膝腱反射、踝反射对称引出，双侧髂腰肌、股四头肌、股二头肌、小腿前后肌群及足趾伸屈肌肌力均为 5 级，双下肢深感觉正常，痛觉、触觉等浅感觉正常。双侧直腿抬高试验阴性，双侧髌阵挛、踝阵挛阴性，双侧 Babinski 征、Gordon 征及 Oppenheim 征等病理征阴性。会阴部感觉及反射正常，四肢末梢血运可。

[辅助检查] 实验室检查：白细胞计数 9.47×10^9/L，血红蛋白 106 g/L，血小板计数 83×10^9/L，白蛋白 31.15 g/L，C 反应蛋白（散射比浊）112.00 mg/L，红细胞沉降率 119 mm/h，超敏促甲状腺素 5.044 mIU/L，血培养提示布氏杆菌。

影像学检查：腰椎 MRI 示 L_3、L_4 椎体感染，椎旁腰大肌脓肿形成，伴椎管狭窄。腰椎退变，$L_4 \sim L_5$ 椎间盘向后轻度突出（图 8-1）。

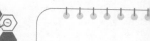

颈椎 MRI 示 C_5、C_6 椎体变扁,椎间隙变窄,并见骨质破坏。颈椎、腰椎退变(图 8-2)。腰椎 X 线检查示 L_4、L_5 椎体及附件骨质破坏,椎旁软组织及左侧腰大肌肿胀、密度减低,考虑为脊柱感染伴腰大肌脓肿可能性大;腰椎退变(图 8-3)。颈椎 X 线检查示 C_5、C_6 椎体骨质破坏,颈椎退行性变(图 8-4)。

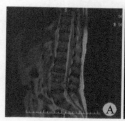
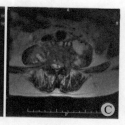

A:T_2 序列矢状位 L_4、   B:T_1 序列矢状位 L_4、   C:椎体骨质破坏伴椎
L_5 病灶低密度影 L_5 病灶呈低密度影   旁多发囊性脓肿

图 8-1 腰椎 MRI 平扫

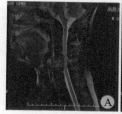
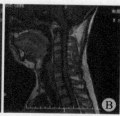
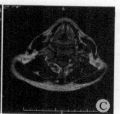

A:T_2 序列矢状位 C_5、   B:T_1 序列矢状位 C_5、   C:椎体骨质破坏伴有
C_6 病灶高密度影 C_6 病灶呈低密度影   椎体前缘炎性改变

图 8-2 颈椎 MRI 平扫

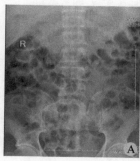
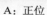
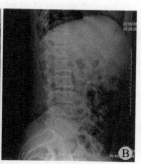

A:正位   B:侧位

图 8-3 腰椎 X 线

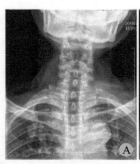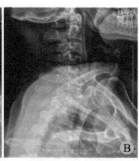

A：正位   B：侧位

图 8-4 颈椎 X 线

[诊断]　布氏杆菌性脊柱炎，骨质破坏（颈椎、腰椎），腰大肌脓肿，颈椎退行性变，腰椎退行性变，轻度贫血。

[鉴别诊断]　①化脓性脊髓炎：早期骨质破坏不易形成死骨，椎间盘破坏率高达 96%（化脓性脊柱炎组细胞浸润以嗜中性粒细胞为主，嗜中性粒细胞分泌蛋白水解酶，进而直接溶解破坏椎间盘），病变弥漫，骨质破坏重，破坏速度大于修复速度，椎体正常形态破坏，容易出现骨质缺损甚至出现后凸畸形，易出现椎旁脓肿（嗜中性粒细胞蛋白水解酶作用下炎症更易扩散），脓肿壁厚而不规则伴多发子灶。②脊柱结核：结核感染临床特征，腰腿痛不如布氏杆菌病明显，多有肺结核，2 个及 2 个以上椎体受累，以破坏和骨质疏松为主，病灶跳跃分布，病灶内沙粒样死骨，常见椎体塌陷，脊椎骨性融合，脊柱向后成角畸形，寒性脓肿（腰大肌脓肿），脓肿内多见钙。③脊柱转移瘤：骨质破坏无死骨，增生硬化性骨膜反应少见，可累及椎体附件，椎体压缩性骨折常见，但无椎体融合畸形，椎间盘无破坏，椎间隙通常正常。

[治疗]　考虑患者有明确羊接触史，且外院血液细菌培养结果示布氏杆菌，再结合临床症状和影像学表现，诊断患者为布氏杆菌性脊柱炎、骨质破坏（颈椎、腰椎）、腰大肌脓肿、颈椎退行性变、

腰椎退行性变。根据药敏结果，予多西环素＋乳酸左氧氟沙星抗感染，行退热、纠正电解质紊乱及营养支持等治疗。完善 T-SPOT 检查呈阴性。入院 5 天，体温逐渐下降至正常范围。入院 17 天，复查 C 反应蛋白（散射比浊）49.20 mg/L，红细胞沉降率 117 mm/h，白细胞计数 7.36×10^9/L，血红蛋白 100 g/L，白蛋白 31.32 g/L。由于炎症指标仍较高，抗感染治疗效果不佳，故排除其他手术禁忌证后行椎间孔镜下腰椎病灶组织活检＋脓肿切开引流术，手术过程顺利。术中见 L_4、L_5 椎间隙左椎旁有白色病变组织，伴有黄白色脓性黏稠液体流出，取病灶活检，予清脓后留置引流管。术后继续予抗感染、镇痛及营养支持等治疗，但期间仍反复发热（最高 39.6 ℃），术后 1 周切口愈合良好，术中病理检查结果示病灶组织呈肉芽肿样改变。病程中，考虑腰椎病灶大导致保守治疗效果不明显，故排除其他手术禁忌证后行腰椎后路病灶清除＋植骨融合内固定术，术中见 L_4、L_5 椎体和椎旁腰大肌多处囊性脓肿，累及神经根充血水肿，予病灶清除＋融合内固定后留置引流管，取病灶活检，手术过程顺利。术后继续予抗感染、营养神经、镇痛、护胃及营养补充等对症治疗，虽期间仍有低热（最高 37.5 ℃），但 2 周后切口愈合良好，术中病理检查结果示化脓性炎。考虑患者颈部疼痛明显，影像学检查结果示颈椎椎体破坏，排除其他手术禁忌证后行颈椎前路病灶清除＋减压植骨融合内固定术，手术过程顺利。术中见 C_5、C_6 椎体骨质破坏、椎体前缘韧带受累、炎性改变，彻底清除病灶并取病灶组织活检，术程顺利。术后予抗感染、镇痛、护胃及营养补充等对症治疗，术中病理检查结果示肉芽肿性炎，期间未出现发热迹象，切口愈合良好。术后复查 X 线示植骨、内固定位置均良好（图 8-5、图 8-6），C 反应蛋白 9.20 mg/L，红细胞沉降率 23 mm/h，白细胞计数 6.36×10^9/L，血红蛋白 114 g/L，白蛋白 33.32 g/L。

笔记

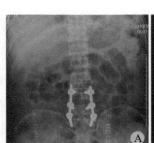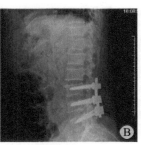

A：正位　　　　　　　B：侧位

图 8-5　术后复查腰椎 X 线

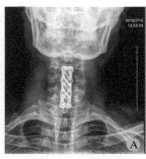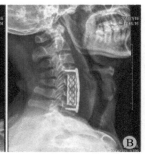

A：正位　　　　　　　B：侧位

图 8-6　术后复查颈椎 X 线

[随访]　术后 6 个月，患者回归正常生活，未诉间断性发热或畏寒等症状出现及全身特殊不适。

病例分析

布氏杆菌病主要流行于西北、东北、青藏高原及内蒙古等地，羊、牛、猪为主要的传染源，可经皮肤黏膜接触、呼吸道、消化道传播。临床表现为全身感染性疾病，布氏杆菌性脊柱炎临床常见的症状为发热、多汗、关节痛、腰背酸痛、肌肉疼痛，骨关节损伤以负重关节为主，最易受累的是腰椎，其中 L_4 椎体最为常见。发病前与家畜或畜产品、布氏杆菌培养物等有密切接触史，或有弛张型低热（体温一般不超过 38.5 ℃），伴乏力、多汗，伴有肝、脾、淋巴结和睾丸肿大，全身肌肉和大关节痛等要严重怀疑本病可能。布氏杆菌病可以累及脊柱任何部位，侵犯脊柱时通常最先破坏血运丰富的终板，然后扩散到整个椎体，病理改变为椎体内局限的非特异性感染性肉芽肿形成，并累及邻近椎间盘的软骨组织。布氏杆菌性脊柱炎诊断的金标准为病灶组织活检，布氏杆菌培养阳性，影像学检查如 X 线、CT 及 MRI 能为诊断提供参考，其中 MRI 诊断价值最高。X 线表现中脊柱以椎体炎表现为主，椎体骨质增生、硬化，不规则虫蚀状破坏，椎间隙变窄，前、后纵韧带骨化，小关节间隙变窄、模糊。CT 表现：①骨改变。骨破坏多为 1 ～ 2 个椎体受累，病灶为直径 2 ～ 5 mm 的多发圆形、类圆形或斑片状低密度灶，周边有明显的增生硬化带，甚至整个椎体密度普遍升高；破坏区多分布在椎体边缘，椎小关节亦可见类似改变。新生骨中可见新破坏灶，继续发展可累及半个甚至整个椎体，无死骨，此为布氏杆菌病的特征性表现之一，可用于与脊柱结核鉴别。②椎间盘改变。椎体破坏均伴有相邻的椎间隙狭窄，椎间盘破坏，骨关节面增生、硬化。③椎旁脓肿（炎性渗出）。椎旁软组织影与椎体破坏区相连，形态不规则，界线清楚，推压邻近的腰大肌。布氏杆菌病性脊柱炎较少出现腰大肌脓肿。④骨膜改变。椎体骨膜肥厚，由中间向两侧膨出，使椎体呈不均匀密度增高，椎体边缘骨膜增生肥厚钙化，形成"唇状"骨赘，新生骨赘加上其间的破坏灶构成"花边椎"特征性表现，但钙化的骨膜和椎体间仍清晰可辨。相邻椎体骨赘联结形成椎体侧 – 侧融合。⑤韧带改变。主要表现为前纵韧带和棘间韧带钙化。MRI 可以早期发现骨和周围累及的软组织有信号异常，椎间隙狭窄，椎体呈不均匀信号，并发现椎管内硬膜外脓肿、破坏的椎间盘或炎性肉芽组织

笔记

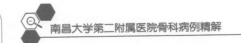

突入椎管，相应水平脊髓受压，椎旁脓肿为界线不清的脊柱旁异常信号，T_1WI 呈低信号，T_2WI 呈高信号，可见厚而不规则增强的脓肿壁。而脊柱结核的 MRI 特点是跳跃病灶、薄而光滑强化的脓肿壁及界限清楚的椎旁异常信号。在诊断过程中，尤其需与脊柱结核、肿瘤相鉴别。布氏杆菌性脊柱炎治疗包括针对性药物治疗和及时有效的外科手术干预。布氏杆菌是胞内寄生菌，主要在人体网状内皮系统的细胞内繁殖，不易被机体免疫系统识别而完全清除，从而易由急性转为慢性。治疗过程中需及时取病灶或血液进行培养，一旦考虑或怀疑该菌感染时，需及时使用抗菌药物对症治疗，同时支持治疗也十分重要。随着对脊柱生理功能重建重要性和生物力学稳定性认识的逐步加深，在布氏杆菌性脊柱炎药物积极治疗过程中，如出现椎间盘破坏、脓肿（腰大肌、椎盘）、脊柱后凸畸形、脊柱不稳、神经症状、合并其他菌感染时，排除相应手术禁忌证后应采取手术治疗。手术干预可以缩短药物治疗周期，减少药物相关并发症。手术治疗的目的不仅是通过病灶清除促进感染痊愈，更重要的是解除椎管内神经压迫，通过植骨融合内固定恢复脊柱稳定性，为药物治疗奠定基础，也为患者的良好预后提供保障。

📋 程细高教授点评

布氏杆菌性脊柱炎患者常常有猪、牛或羊等动物接触史，因此详细询问病史在问诊中十分重要。其导致的脊柱感染需要与脊柱结核进行鉴别，临床上可选择影像学如 CT 或 MRI 进行初步诊断，同时需行病原学或病理学检查进一步明确诊断。针对疾病发展的不同时期可选择特殊药物治疗，在正规治疗没有明显好转，出现骨质破坏、脓肿形成，甚至伴随神经症状或脊柱畸形等，常常需手术进行病灶清除、内固定、植骨及融合。手术干预不仅可以缩短药物治疗疗程，减少药物相关并发症，同时可以为预后提供保障。

（陈伟才）

参考文献

1. GHAZAEI, CIAMAK. Advances in Brucellosis and Brucella infection biology. Reviews in Medical Microbiology, 2016, 27 (4): 153-158.

2. JAMES D R, GOLOVSKY G, THORNTON J M, et al. Clinical management of Brucella suis infection in dogs and implications for public health. Aust Vet J, 2017, 95 (1-2): 19-25.

3. HADDAD M C, SHARIF H S, AIDEYAN O A, et al. Infection versus neoplasm in the spine: differentiation by MRI and diagnostic pitfalls. European radiology, 1993, 3 (5): 439-446.

4. GAO M, SUN J, JIANG Z, et al. Comparison of tuberculous and brucellar spondylitis on magnetic resonance images. Spine, 2017, 42 (2): 113-121.

5. TYNER H L, VIRK A, NASSR A, et al. Mycoplasma hominis vertebral spine infection: case report and a review of infections of bone and joints. J Infect Chemother, 2016, 22 (11): 755-758.

6. CHEN Y, YANG J S, LI T, et al. One-stage surgical management for lumbar brucella spondylitis by posterior debridement, autogenous bone graft and instrumentation: a case series of 24 patients. Spine, 2017, 42 (19): E1112-E1118.

009
典型脊柱转移瘤 1 例

病历摘要

患者，男，65岁。

[主诉] 患者因"肝癌综合治疗3年余，腰背部疼痛"入院。

[现病史] 患者2015年3月因腹部不适伴恶心、呕吐，腹部彩超示肝实质回声较致密、欠均匀，肝内多发实性团块，考虑肝血管瘤可能；CT示肝硬化，肝多发乏血供病灶，考虑转移瘤可能性大；MRI示肝硬化，肝内多发再生结节（部分为不典型增生结节可能）。2015年3月20日行肝穿刺术，术后病理示（右肝）镜下见肝组织，部分区脂肪变性，部分细胞轻 - 中度异型，间质纤维组织增生，慢性炎细胞浸润。未行特殊治疗，2015年5月再次入院复查MRI示肝左叶内侧段及肝右叶下缘结节状快进快出强化，考虑早期肝癌，与

2015 年 3 月 15 日 MRI 对比结节增大，动脉血供丰富。腹膜后及小网膜囊区多发肿大淋巴结，与 2015 年 3 月 15 日前 MRI 对比有缩小。

于 2015 年 5 月 12 日行经导管动脉化疗栓塞术（transcatheter arterial chemoembolization，TACE）。2015 年 6 月 30 日复查 CT 示与 2015 年 3 月 5 日 CT 相比，仅见左外叶碘油沉积灶，多数肝内病变大小无明显变化（隐约见数个病灶动脉期血供增加）。2016 年 12 月 10 日上腹部 MRI + 增强扫描：肝左右叶交界区结节，以动脉血供为主，考虑原发性肝癌并腹膜后及肝门多发淋巴结肿大；肝内其余病灶乏血供，呈介入术后改变。

于 2016 年 12 月 13 日在局部麻醉下进行肝动脉栓塞术。2017 年 1 月 17 日在局部麻醉下进行肝癌微波刀固化术。2017 年 6 月 5 日我院 MRI：①"肝 S_4 段结节介入术后"改变，未见明确血供，请结合临床；②脾上缘及左背部皮下病灶，与 2017 年 2 月 20 日 MRI 比较变化不明显；腹膜后淋巴结稍缩小；③与 2017 年 2 月 20 日 MRI 比较，肝硬化，肝内多发结节大小及血供无明显变化。腰椎 MRI 平扫：① L_5 椎体异常信号，结合病史考虑转移性病变；②腰椎退变。全身骨显像示左肩关节代谢异常活跃。

于 2017 年 6 月 20 日于我院予以立体定向放疗（stereotactic body radiation therapy，SBRT），剂量为 600 cGy，连续 5 次，以及对症支持治疗。肝胆胰脾 MRI 平扫 + 加增强扫描示"肝 S_4 段结节介入术后"改变，未见明确血供，腹膜后淋巴结稍缩小。腰椎 MRI 平扫：① L_5 椎体异常信号，结合病史考虑转移性病变；②腰椎退变。全身骨显像示左肩关节代谢异常活跃。病情评价稳定。

［既往史］ 否认高血压、心血管病及糖尿病病史。

［体格检查］ 神志清楚，心、肺暂未见明显异常，背部及腰部压痛、叩击痛，活动受限，双上肢感觉及活动可，双侧 Hoffmann 征

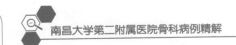

阴性，双上肢诸肌肌力正常。双侧肋弓平面以下感觉减退，呈穿袜感觉，双下股股四头肌、第 1 指背伸肌肌力 3 级，双下肢末稍血运可。双下肢直腿抬高试验阴性。

[辅助检查]　胸 CT、MRI 及心电图未见明显手术禁忌证。相关检查结果见图 9-1 至图 9-3。

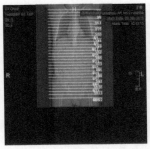
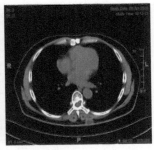

图 9-1　T$_8$ 肿瘤区部位 CT 平扫

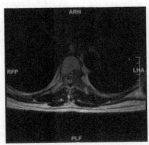
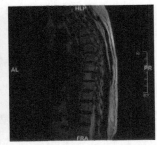

T$_8$ 及其附件转移瘤，对比 2018 年 4 月 12 日 MRI，病灶范围稍增大，T$_5$ 椎体病灶未见明显变化

图 9-2　胸椎 MRI 结果 T$_2$ 相

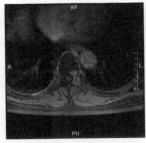
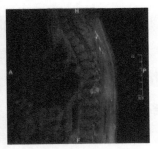

T$_8$ 及其附件转移瘤，对比 2018 年 4 月 12 日 MRI，病灶范围稍增大，T$_5$ 椎体病灶未见明显变化

图 9-3　胸椎 MRI 结果 T$_1$ 相

[诊断] 原发性肝癌，腰椎转移癌，胸椎转移性癌，淋巴结继发恶性肿瘤，慢性乙型病毒性肝炎，肝硬化，高血压 2 级。

[治疗] 据患者病情，我们选择了肿瘤分离手术，行椎弓根钉固定，重建脊柱的稳定性（图 9-4）。术后继续进行立体定位放疗，并进行化疗。

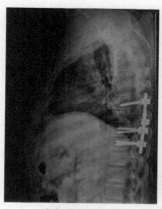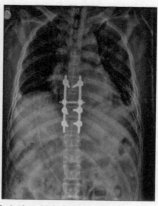

分离手术后，压迫部位瘤体去除，并行钉棒内固定

图 9-4 术后胸椎正、侧位 X 线

[随访] 目前随访 1 年余，背部及腰部可，无明显功能障碍。患者肋弓以下麻木感较前明显减轻，双下肢肌力较前好转，全身肌肉肌力近 4 级。

病例分析

本例患者是脊柱转移瘤病例。脊柱是恶性肿瘤骨转移的最常见部位，有 30% ～ 50% 恶性肿瘤患者可出现脊柱转移。脊柱转移肿瘤可产生疼痛、病理性骨折及神经压迫症状等表现，严重影响患者生活质量。大部分脊柱转移瘤病灶仅需药物治疗（激素治疗、化学治疗、靶向治疗等）和（或）放疗，但当转移瘤造成硬膜外脊髓压迫

53

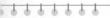 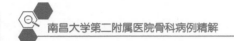
（epidural spinal cord compression，ESCC）时，常需要外科干预。脊柱转移瘤的系统评分对于治疗方案的选择具有重要意义，在对患者进行治疗前，通常对其进行系统的 Tomita 和 Tokuhashi 及 NOMS 评分。本例患者未采用 TES（total en bloc spondylectomy）手术方式而采用分离手术的手术方式，也是基于我院多学科会诊（MDT）的建立及我院立体定向放疗（stereotactic body radiotherapy，SBRT）的发展。传统的 TES 手术难度高，脊柱外科医师难以掌握，不易推广。随着 SBRT 技术的不断成熟，减小创伤的分离手术联合立体定位放疗可能是未来脊柱转移肿瘤联合治疗的一个重要手段。也正因为这个原因，本病例没有选择手术难度大的 TES 手术进行治疗。

下面我们通过此病例来学习一下 NOMS 评分系统。美国纪念斯隆 – 凯特琳癌症中心（Memorial Sloan-Kettering Cancer Center，MSKCC）Bilsky 等提出了 NOMS 系统，对患者做全面评估；还提出了脊髓受压程度（ESCC）分级，评估放疗的脊髓损伤风险。另外，他们与其他专家共同推出了脊柱稳定性评分（SINS），反映脊柱的机械稳定性。ESCC 分级使用 MRI 中的 T_2 加权像来进行评估，0 级表示病灶局限于骨组织，1 级为硬膜外侵犯（1a 级，接触硬膜但硬膜未变形；1 b 级，接触硬膜但未接触脊髓；1 c 级，接触脊髓但无压迫）；2 级为压迫脊髓但可见脑脊液；3 级为压迫脊髓且脑脊液不可见。ESCC 2 ～ 3 级即可称为高级别脊髓压迫。对于放疗中度敏感或不敏感者，尤其适于选择分离手术。NOMS 分别代表神经系统表现（neurologic，N）、肿瘤学特征（oncologic，O）、力学特征（mechanical，M）、全身系统表现（systemic，S）。根据 NOMS 治疗原则，建议治疗原则如下：①对于放疗敏感的肿瘤，无论 ESCC 级别，传统放疗疗效也很好；②对于低级别 ESCC 且传统放疗不敏感的肿瘤，适

笔记

合选择立体定向放疗；③对于高级别 ESCC 且放疗不敏感的肿瘤，应进行分离手术后再行立体定向放疗。此外，若 SINS 评分显示脊柱不稳定，还应辅以手术或椎体强化术。对于全身条件不能耐受手术的患者，应进行保守治疗。那么，此例患者脊柱稳定性评分为不稳定，ESCC 分级为 3 级，NOMS 评分为 3，所以选择分离手术后再行立体定向放疗。

📋 专家点评

　　本例患者患有脊柱转移瘤，诊断明确。在治疗中我们选择了 NOMS 评分系统使其治疗简化同时也能达到相应的治疗效果，其意义是重大的，也标志着我院多学科协作及立体定向放疗在脊柱转移瘤治疗上的胜利。但分离手术术中应注意分离手术分两步完成：①通过后路切除椎板和关节突关节，环形切除硬脊膜周围 5 ～ 8 mm 肿瘤；②脊髓充分减压后，对脊柱转移瘤进行高强度的精准放疗。

（吴　庆）

010
椎间孔入路／椎板间入路
脊柱内镜技术治疗腰椎间盘突出症 2 例

病历摘要

病例 1

患者，男，44 岁。

[主诉] 腰痛伴左下肢放射性疼痛 3 个月。

[现病史] 患者 3 个月前劳累后感腰部疼痛，逐渐出现左下肢放射性疼痛不适，3 个月来症状逐渐加重，遂来我院就诊，腰椎 MRI 检查示腰椎间盘突出，门诊拟"腰椎间盘突出症"收住入院。

[既往史] 既往体健。

[体格检查] 脊柱四肢无畸形，左下肢直腿抬高试验 40°，加强试验阳性，肌力、肌张力正常，双下肢腱反射无亢进，病理征阴性。

[辅助检查] 腰椎 MRI 检查示 L_4、L_5 椎间盘向左后突出，压

笔记

迫 L₅ 神经根（图 10-1）。

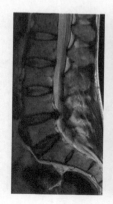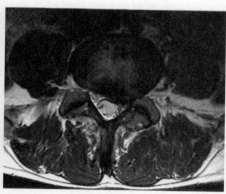

图 10-1　腰椎 MRI

[诊断]　腰椎间盘突出症。

[治疗]　椎间孔入路行脊柱内镜技术治疗腰椎间盘突出，具体步骤如下。①患者取右卧位，腰部垫平后常规消毒铺巾，贴无菌贴膜，透视标记进针穿刺点；②局部用 0.5% 利多卡因阻滞麻醉后逐层穿刺并注射麻醉剂，C 臂机引导下穿刺针抵达 L₅ 上关节突，穿刺针贴关节突滑入椎间盘，注入碘海醇与亚甲蓝混悬造影剂 0.3 mL，透视观察造影良好（图 10-2），安装逐级扩张通道（图 10-3）与工作通道，并嘱助手观察患者左足趾活动情况，正侧位透视见工作通道进入椎间孔且位置理想（图 10-4、图 10-5）；③接脊柱内镜系统，通道内观察到黄韧带、神经根与椎间盘（图 10-6），髓核钳小心夹除破碎髓核组织（图 10-7），直至神经根松动，消

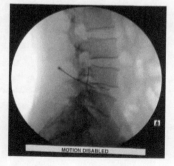

图 10-2　穿刺针穿刺进入间盘后注入造影剂

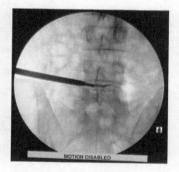

图 10-3　安装逐级扩张通道

融纤维环破口，患者诉症状明显缓解，手术结束，退出工作通道后缝合伤口。术后患者直腿抬高试验转为阴性（图10-8）。

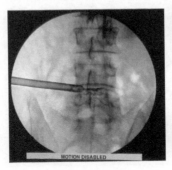 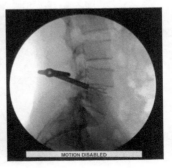

图 10-4 正位透视工作通道   图 10-5 侧位透视工作通道
位置良好   位置良好

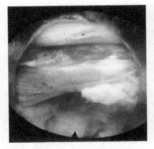 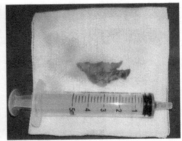

图 10-6 内镜下观察黄韧   图 10-7 术中夹除的髓核组织
带、神经根与椎间盘组织

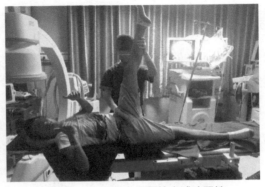

图 10-8 术后患者直腿抬高试验阴性

笔记

患者术中即感疼痛缓解，术后即可直腿抬高试验阴性，术后第 2 天复查 MRI 显示压迫完全解除（图 10-9），术后 0.5 cm 切口（图 10-10），患者术后当天下地，第 2 天出院。

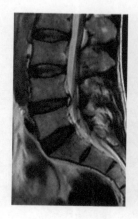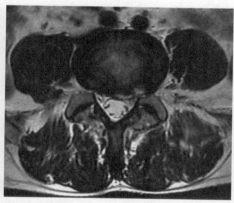

图 10-9　复查 MRI

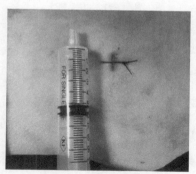

图 10-10　手术微创切口

病例 2

患者，男，52 岁。

［主诉］　右侧腰腿痛 5 个月。

［现病史］　患者于 5 个月前无明显诱因出现右侧腰、腿痛，逐渐加重，遂来我院就诊，行腰椎 MRI 检查示腰椎间盘突出，门诊拟"腰椎间盘突出症"收住入院。

［既往史］　既往体健。

[体格检查] 脊柱四肢无畸形，右下肢直腿抬高试验30°，加强试验阳性，肌力、肌张力正常，双下肢腱反射无亢进，病理征阴性。

[辅助检查] 腰椎MRI示L_5、S_1椎间盘右向后突出，脱垂至S_1椎体后缘（图10-11）。

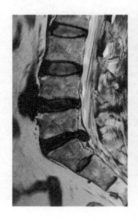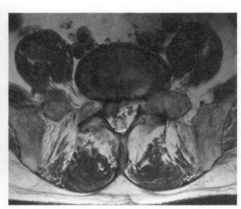

图10-11 腰椎MRI

[诊断] 腰椎间盘突出症。

[治疗] 经椎板间入路行脊柱内镜下腰椎间盘切除术，其手术步骤如下。①患者取俯卧位，腰部垫高扩大椎板间隙后常规消毒铺巾，贴无菌贴膜，透视标记进针穿刺点；②局部用0.5%利多卡因阻滞麻醉后逐层穿刺并注射麻醉剂，C臂机引导下穿刺针抵达L_5椎板间隙下内侧缘，穿刺针贴椎板滑入椎管（图10-12），患者未出现神经刺激症状，回抽无脑脊液，继续进针，穿刺入椎间隙（图10-13），注入碘海醇与亚甲蓝混悬造影剂0.3 mL，透视观察造影良好（图10-14），安装逐级扩张通道与工作通道，并嘱助手观察患者右足趾活动情况，正、侧位透视见工作通道进入椎板间隙直达椎间盘后方（图10-15、图10-16）；③接脊柱内镜系统，通道内观察到黄韧带、神经根与椎间盘（图10-17），髓核钳小心夹除破碎髓核组织（图10-18），直至神经根松动，消融纤维环破口，患者诉症状明显缓解，手术结束，退

出工作通道后缝合伤口。术后患者直腿抬高试验转为阴性（图 10-19）。

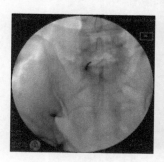

图 10-12　穿刺针贴椎板
滑入椎管

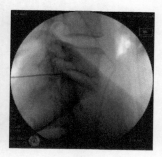

图 10-13　穿刺入椎间隙

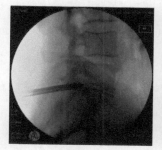

图 10-14　透视观察造影良好

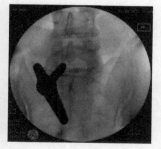

图 10-15　正位透视工作通
道位置良好

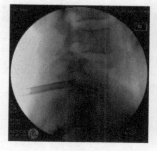

图 10-16　侧位透视工作通
道位置良好

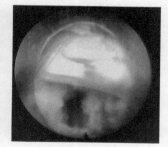

图 10-17　镜下观察到神经
根与椎间盘

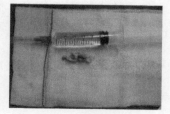

图 10-18　夹除的髓核组织

笔记

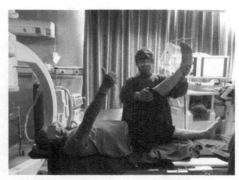

图 10-19 术后直腿抬高试验阴性

患者术中即感疼痛缓解，术后即可直腿抬高试验阴性，术后第 2 天复查 MRI 显示压迫完全解除（图 10-20），术后 0.5 cm 切口，患者术后当天下地，第 2 天出院。

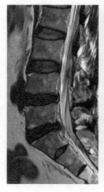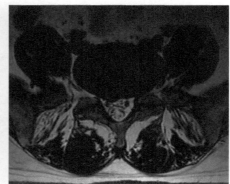

图 10-20 复查 MRI

病例分析

近年来随着微创理念及技术的不断提高，脊柱内镜微创技术得到了广泛的应用，其只是对肌肉进行了扩张而不是切断，与传统手术相比，保留了椎板及关节突，减少了对后路结构的破坏，不需要牵拉神经根及硬膜，手术在局麻下进行，降低了神经损伤的风险，体现了巨大的微创优势。

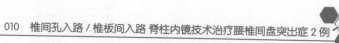

脊柱内镜微创技术分椎间孔入路和椎板间入路，其中椎间孔入路代表性的有 YESS 技术和 TESSYS 技术，二者均采取侧后方入路，经 Kambin 三角进入椎管或椎间隙内进行减压，解除神经压迫，缓解腰腿部疼痛。经椎间孔入路是目前最为常用的手术入路。但是由于 L_5、S_1 髂嵴高、椎间孔偏小、横突肥厚等解剖特点，经椎间孔入路的术式比较难操作。椎板间隙的解剖特点为该类患者选择椎板间入路提供了可能。椎板间手术入路方式首先由 Choi 提出，其通过椎板间孔直接穿刺进入椎间盘突出的部位，在穿刺针内置入导丝，引导置入扩张管和工作套管挤开黄韧带、硬膜囊和神经根，通过调整工作套管，找到并摘除髓核，然后推出工作套管，探查神经根的减压情况。该技术对穿刺要求高，需在突破黄韧带后用生理盐水将硬膜囊推开，防止进针时刺破硬膜。Ruetten 等将其操作方式进行改善，通过内镜直视下切开黄韧带建立手术通道，旋转工作套管经该通道进入椎管，辨认神经根，通过调整工作套管探查突出髓核并使其舌尖将神经根挡在内侧加以保护，从神经根肩部摘除突出的椎间盘组织。

综上所述，脊柱内镜微创技术创伤小，皮肤切口约 7 mm，如同一个黄豆粒大小，出血约 20 mL，术后仅缝 1 针是同类手术中创伤最小、效果最好的椎间盘突出微创疗法。

📋 程细高教授点评

脊柱内镜技术是目前全世界治疗腰椎间盘突出症最先进的微创技术，是患者的福音。椎间孔入路是最为经典且最广为应用的手术入路，但对于一些 L_5、S_1 髂嵴较高、椎间孔较为狭窄的病例，椎板间入路是一个很好的补充，两种入路各有优势，熟练掌握两种入路可帮助微创脊柱外科医师更好地解决患者的病痛。

（程细高　吴添龙）

参考文献

1. 周跃，李长青，王建，等. 椎间孔镜 YESS 与 TESSYS 技术治疗腰椎间盘突出症. 中华骨科杂志，2010，30（3）：225-231.

2. YEUNG A T. The evolution of percutaneous spinal endoscopyand discectomy: state of the art. Mt Sinai J Med，2000，67（4）：327-332.

3. HOOGLAND T，SCHUBERT M，MIKLITZ B，et al. Transforaminal posterolateral endoscopic discectomy with or without the combination of a low-dose chymopapain: a prospective randomized study in 280 consecutive cases. Spine，2006，31（24）：890-897.

4. KAMBIN P，O'BRIEN E，ZHOU L，et al. Arthroscopic microdiscectomy and selective fragmentectomy. Clin Orthop，1998，347（347）：150-167.

5. RUETTEN S，KOMP M，GODOLIAS G. Lumbar discectomy with the full-endoscopic interlaminar approach using newly-developed optical systems and instruments. WSJ，2006，1（3）：148-156.

6. CHOI G，LEE S H，DESHPANDE K，et al. Working channel endoscope in lumbar spine surgery. J Neurosurg，2014，58（1）：77-85.

7. CHOI G，LEE S H，RAITURKER P P，et al. Percutaneous endoscopic interlaminar discectomy for intracanalicular disc herniations at L_5/S_1 using a rigid working channel endoscope. Neurosurgery，2006，58（1）：59-68.

8. RUETTEN S，KOMP M，GODOLIAS G. A new full-endoscopic technique for the interlaminar operation of lumbar disc herniations using 6-mm endoscopes: prospective 2-year results of 331 patients. Minim Invasive Neurosurg，2006，49（2）：80-87.

011
非创伤性寰枕关节后脱位
联合寰枢关节失稳 1 例

病历摘要

患者，女，47 岁。

[主诉] 颈部疼痛、僵硬伴活动受限 5 年。

[现病史] 患者于 5 年前无明显诱因感颈部疼痛、僵硬伴活动受限，5 年来症状逐渐加重，近期来我院就诊，检查结果提示上颈椎脱位，拟"寰枕关节后脱位联合寰枢关节失稳"收治入院。

[既往史] 无外伤、类风湿性关节炎、颈部肿瘤、感染及斜颈病史。

[体格检查] 颈椎轴向旋转严重受限，患者不能自主前后移动颈部且后伸颈部时疼痛剧烈。神经系统检查发现四肢触觉减退，四肢主要肌肉肌力 4 级，肌张力增高，深反射亢进，括约肌功能正常，

双上肢 Hoffmann 征阳性，桡骨膜反射亢进，双下肢 Babinski 征阴性。患者可自行行走但步态拖曳。

[辅助检查] 颈椎侧位动力位 X 线检查示寰枕关节后脱位联合寰枢关节失稳（图 11-1）。CT 三维重建示寰枕关节脱位联合寰枢关节脱位（图 11-2）。冠状位 CT 重建和矢状位重建示两侧的寰枕关节面平坦（图 11-3）。MRI 检查示脊髓受压且信号异常（图 11-4）。

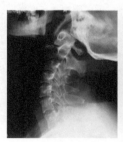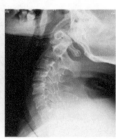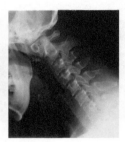

图 11-1　颈椎侧位动力位 X 线

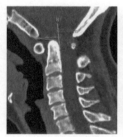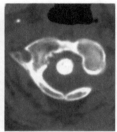

图 11-2　CT 三维重建

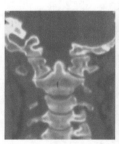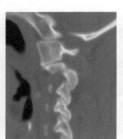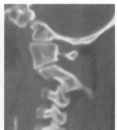

图 11-3　冠状位 CT 重建和矢状位重建

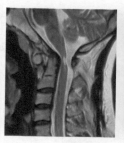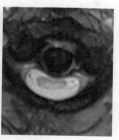

图 11-4　MRI 检查

[诊断]　非创伤性寰枕关节后脱位联合寰枢关节失稳。

[治疗]　由于存在脊髓压迫的表现，在完善检查后实施手术。手术经过：患者全身麻醉后呈俯卧位，头部固定在 Mayfield 头架上，在 C 臂机定位下缓慢复位颈椎并固定（图 11-5）。行后方枕颈融合（枕骨至枢椎融合），钢板螺钉固定后取自体髂骨进行融合。术后颈椎侧位 X 线检查示寰枕复位和寰枕枢复合体稳定（图 11-6）。

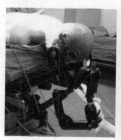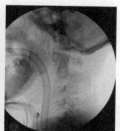

图 11-5　术中体位及复位 X 线

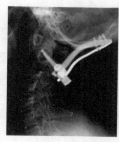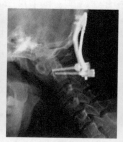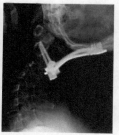

图 11-6　术后颈椎侧位和动力位 X 线

术后患者症状及神经功能明显改善，颈部活动度仍然受限

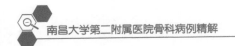
但较术前明显改善。术后 1 年三维 CT 重建示后方植骨融合良好（图 11-7）。MRI 检查示脊髓损伤逐渐恢复（图 11-8）。

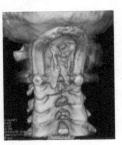

图 11-7　术后三维 CT

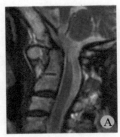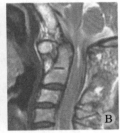

A：术后　　　　　B：术前

图 11-8　MRI 比较脊髓高信号减小

病例分析

　　寰枕关节后脱位通常是致命性损伤，既往文献报道大部分为创伤引起，非创伤性寰枕关节后脱位的病例报道极其罕见。Abumi 曾报道过 1 例非创伤性寰枕关节后旋转半脱位的病例，他认为寰枕关节的关节方向异常是导致脱位的原因。Takechi 报道过 1 例非创伤性的寰枕关节后脱位，并提出双侧枕寰关节平坦可能是脱位的原因。然而，现有文献中尚未找到关于寰枕关节后脱位伴寰枢关节失稳的报道。

　　非创伤性寰枕枢复合体失稳的病因至今尚不明了。Wiesel 等认

笔记

为高位颈椎的融合导致寰枕关节压力增加，逐渐引起韧带拉伸，最终导致稳定性下降。然而 Georgopoulos 等总结的 150 例 Klippel-Feil 综合征患者中无 1 例出现寰枕关节脱位或不稳定。根据既往文献研究，寰枕关节失稳发生于唐氏综合征、类风湿性关节炎或颈部肿瘤患者往往联合寰枢关节失稳。Washington 报道过一个 11 岁女孩由于咽炎引起非创伤性寰枕关节和寰枢关节脱位的病例，他们认为关节的炎性过程和炎性关节周围的结构变化与关节失稳密切相关。但是本文报道的病例已经排除了上述所提及的所有疾病。值得注意的是，通过对本例患者上颈椎骨性结构的影像学图片进行研究，发现其寰枕关节存在一定的解剖学形态异常。这与 Takechi 所报道的病例存在一定的相似性。患者寰椎的前弓肥大且双侧的寰枕关节平坦。由于正常的寰枕关节呈可以防止关节过度前后移动的球窝状形态，推测上颈椎的解剖形态异常如寰枕关节平坦可能是出现寰枕枢复合体失稳的原因，这也可以解释为何大部分寰枕关节脱位的病例都发生于寰枕关节平坦的儿童。我们推测长时间寰枕关节的异常活动会逐渐增加寰枢关节的融合，最终导致横韧带等软组织稳定结构松弛，继而导致寰枢关节失稳。

对枕颈失稳的患者通过外科手段恢复其枕颈部的稳定性是目前公认的治疗方案。后路的枕颈融合手术是目前治疗寰枕关节脱位的主要手术方案之一，其具体的融合方案也有较多报道。Abumi 报道对寰枕关节脱位的患者进行寰枕骨钢丝环扎及植骨达到后路的寰枕融合。Takechi 则应用钢板螺钉（axon system）固定寰枕关节复合自体髂骨移植进行后路寰枕融合。除了内固定手术，外固定的治疗方案也有重要意义，Ogihara 报道复位上颈椎后再通过 Halo-Vest 外支架临时固定，取得了较好的临床疗效。这种方法对于身体条件较差、

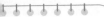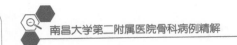

无法耐受手术的患者是一种良好的治疗手段。由于术前本例患者颈部旋转活动已严重受限，对其进行钢板螺钉固定枕骨至枢椎，复合自体髂骨移植达到枕颈融合。术后 1 年 MRI 检查发现其脊髓较术后 1 周逐渐修复，同时临床症状和功能活动也显著改善。

程细高教授点评

寰枕关节后脱位通常是致命性的损伤，大部分为创伤引起，非创伤性寰枕关节后脱位的病例报道极其罕见。如不能早诊断、早治疗，患者均面临截瘫危险，甚至有生命危险。通过外科手段恢复其枕颈部的稳定性是目前公认的治疗方案，后路的枕颈融合手术是目前治疗寰枕关节脱位的主要手术方案之一。

（程细高　吴添龙）

参考文献

1. GUIGUI P, MILAIRE M, MORVAN G, et al. Traumatic atlantooccipital dislocation with survival: case report and review of the literature. Eur Spine J, 1995, 4（2）: 242-247.

2. HOSALKAR H S, CAIN E L, HORN D, et al. Traumatic atlanto-occipital dislocation in children. J Bone Joint Surg Am, 2005, 87（11）: 2480-2488.

3. ABUMI K, FUJIYA M, SAITA N, et al. Occipitoatlantal instability associated with articular tropism. Eur Spine J, 1998, 7（1）: 76-79.

4. TAKECHI Y, IIZUKA H, SORIMACHI Y, et al. Non-traumatic posterior atlanto-occipital joint dislocation. Eur Spine J, 2011, 20（suppl 2）: 172-175.

5. WIESEL S W, ROTHMAN R H. Occipitoatlantal hypermobility. Spine, 1979, 4（3）: 187-191.

6. GEORGOPOULOS G, PIZZUTILLO P D, LEE M S. Occipito-atlantal instability in children. A report of five cases and review of the literature. J Bone Joint Surg Am, 1987, 69（3）: 429-436.

7. HUNGERFORD G D, AKKARAJU V, RAWE S E. Atlanto-occipital and atlantoaxial dislocation with spinal cord compression in Down's syndrome: a case report and review of the literature. Br J R adiol, 1981, 54（645）: 758-761.

8. WASHINGTON E R. Non-traumatic atlanto-occipital and atlanto-axial dislocation: a case report. J Bone Joint Surg Am, 1959, 41-A（2）: 341-344.

9. STULÍK J, KLÉZL Z, SEBESTA P, et al. Occipitocervical fixation: long term follow-up in fifty-seven patients. Acta Chir Orthop Traumatol Cech, 2009, 76（6）: 479-486.

10. OGIHARA N, TAKAHASHI J, HIRABAYASHI H, et al. Stable reconstruction using halo vest for unstable upper cervical spine and occipitocervical instability. Eur Spine J, 2012, 21（2）: 295-303.

012 人工髋关节置换后假体周围骨溶解并假体无菌性松动 1 例

病历摘要

患者，男，68 岁。

[主诉]　左髋部疼痛伴活动受限 2 年余。

[现病史]　患者 2 年前无明显诱因出现左髋部疼痛，呈持续性隐痛，活动后加剧，休息可稍有缓解，伴活动受限，未在意，间断就诊于当地医院行镇痛对症处理，疗效不佳，左髋部疼痛始终未缓解，为求进一步诊治来我科门诊，拟"假体周围骨溶解并假体无菌性松动"收入院。患者自起病以来，精神稍差，食欲尚可，睡眠一般，大小便可，近期体重无明显变化。

[既往史]　患者于 10 余年前因左股骨颈骨折在当地医院行左全髋关节置换，术后痊愈出院；于 5 年前因右股骨颈骨折在当地医

院行右全髋关节置换，术后痊愈出院。高血压病史10年余，血压最高170/90 mmHg，平素口服厄贝沙坦、氢氯噻嗪片各1片/次，1次/天，口服控制血压，血压水平未监测；否认心脏病病史，否认乙肝、结核等传染病病史及其密切接触史，否认外伤史，否认药物及食物过敏史，预防接种史不详。

[体格检查]　左髋部局部肿胀，双侧侧臀部各可见一处长约12 cm的手术瘢痕，已痊愈，未见皮肤破溃，左下肢外旋畸形，较右下肢短缩约2 cm，感觉正常。左髋部触有压痛，轴向叩击痛阳性，左髋关节活动障碍，左足背动脉搏动好，右下肢未见明显阳性体征，足趾活动及踝关节跖屈、背伸功能正常。

[辅助检查]　常规检查：血常规示白细胞计数 $5.84 \times 10^9/L$，中性粒细胞百分比54.3%，血红蛋白132 g/L，红细胞沉降率33 mm/h。血生化示白蛋白38.67 g/L。影像学检查：①骨盆正位X线示左髋臼杯发现透光线，左髋臼及股骨近端局灶性骨溶解，骨膜骨形成（图12-1）。②双侧髂股腘动静脉彩超示未见明显异常血流障碍。

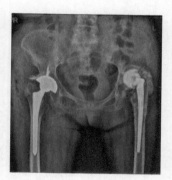

图12-1　术前骨盆正位X线

[诊断]　左人工髋关节置换后假体周围骨溶解并假体无菌性松动，右人工全髋关节置换术后，高血压2级。

[治疗]　患者入院后完善相关检查，明确诊断，控制血压，行营养支持等治疗，后在椎管内麻醉下行左髋关节翻修术＋髋关节松解术＋髋关节滑膜切除术＋坐骨神经探查术，采取连续皮内缝合；术后予以抗凝、镇痛治疗、每日换药，术后第2天拔除引流管，并指导进行功能锻炼，伤口愈合后出院。X线检查

笔记

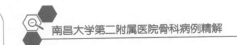

示无假体移位、下沉等不稳现象，假体周围均无新出现的透亮带
（图 12-2）。

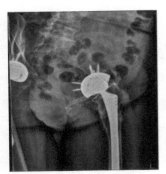

图 12-2　术后左髋关节正位 X 线

病例分析

　　常见假体无菌性松动病因：①骨质疏松所致。骨结构的改变导
致假体松动、下沉提前发生。②生物学因素。假体周围大量金属、
聚乙烯和骨水泥磨损颗粒可引起异物性肉芽反应导致假体与界面间
形成特征性软组织界膜，并刺激吞噬细胞的吞噬反应，分泌大量促
进骨吸收的细胞因子和炎症介质，激活破骨细胞进行骨质溶解造成
松动。③假体型号不合适，假体安装位置不当。④过早负重及术后
功能锻炼、日常活动不当。

　　近年来，随着生物材料、假体设计及手术技巧的改进，人工髋
关节置换术发展迅速，得到了广泛开展，但由于各种原因需行翻修
的病例也随之日渐增多。人工髋关节翻修术的目的是解除或缓解疼
痛，阻止骨量进一步丢失，最大限度地恢复骨残端，从而获得一个
稳定的有良好功能的人工关节，一般通过重建髋关节的解剖结构和
更换假体来实现。治疗方面除了应用更换假体以外，恢复髋关节稳
定性至关重要，Harris 评分术后随访（80 ~ 84 分）。

笔记

宋玉林教授点评

　　患者为高龄男性，髋关节置换术 10 余年后出现左髋部疼痛伴左髋关节活动受限，考虑髋关节假体松动所致，目前日常生活严重受限，完善术前检查及术前心、肺、脑功能评估。另外，患者高龄，宜选择椎管内麻醉以降低麻醉风险，还应关注患者静脉血栓形成的风险，围术期予以低分子肝素进行预防。

（宋玉林）

假体周围骨溶解并假体脱位 1 例

病历摘要

患者，老年女性。

[主诉]　左髋关节疼痛伴活动受限 4 年余。

[现病史]　患者 4 余年前无明显诱因出现左髋关节疼痛，为阵发性酸胀疼痛，伴活动受限，无左下肢麻木，无畏寒、发热，无恶心、呕吐，无咳嗽、咳痰，无胸闷、气闭，无腹痛、腹胀。初始未重视，未予以治疗，疼痛伴活动受限进行性加重。为求进一步诊治来我科门诊，拟"假体周围骨溶解并假体脱位"收入院。患者自起病以来，精神稍差，食欲尚可，睡眠一般，大小便可，近期体重无明显变化。

[既往史]　患者于 12 年前因左股骨颈骨折在当地医院行左全髋关节置换，术后痊愈出院。否认心脏病病史，否认乙肝、结核等传

笔记

染病史及其密切接触史，否认外伤史，否认药物及食物过敏史，预防接种史不详。

[体格检查]　患者生命体征平稳，神志清楚，精神尚可，查体配合，左腹股沟处可触及假体，触有压痛，左下肢外展、外旋畸形，左下肢较右下肢短缩约 2 cm，轴向叩击痛阳性，左髋关节活动障碍，左足背动脉搏动好，左下肢感觉正常。左臀部可见一处长约 12 cm手术瘢痕，已痊愈，未见皮肤破溃，右下肢未见明显阳性体征，双下肢感觉及血运正常，右膝、踝、各趾活动及肌力正常。双侧膝反射、踝反射正常，双侧髌阵挛、踝阵挛阴性，双侧病理征未引出，生理反射存在。

[辅助检查]　血常规：白细胞计数 5.32 × 10^9/L，中性粒细胞百分比 66.0%，血红蛋白 117 g/L。血生化：白蛋白 38.75 g/L。影像学检查：骨盆正位 X 线检查示左髋臼杯发现透光线，左髋臼局灶性骨溶解，左股骨头脱位（图 13-1）。双侧髂股腘动静脉彩超示未见明显异常血流障碍。

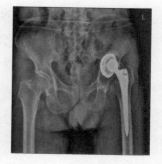

图 13-1　术前骨盆正位 X 线

[诊断]　左假体周围骨溶解并假体脱位。

[治疗]　患者入院后完善相关检查，明确无手术禁忌证后，于手术室椎管内麻醉下行左髋关节翻修术＋髋关节松解术＋髋关节滑膜切除术＋坐骨神经探查术，采取连续皮内缝合，术后每日换药，术后第 2 天拔除引流管，伤口愈合后患者办理出院，指导其出院后进行功能锻炼。术后 X线复查见图 13-2。

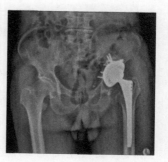

图 13-2　术后骨盆正位 X 线

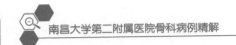
病例分析

　　人工髋关节翻修（revision of total hip arthroplasy，RTHA）是指全髋关节置换术（total hip arthroplasty，THA）后因出现假体松动、下沉、感染、反复脱位等情况，导致患者生活质量明显下降，需对人工关节重新翻修的手术，其包括髋臼侧翻修、股骨侧翻修及全髋关节翻修。30多年来，随着人工假体和骨水泥的更新换代，设备、器械的更新改进，手术技能的提高，以及近年来手术年龄下限的适当放宽，使得THA的病例数量不断增加。随之而来的术后各种医源性和非医源性并发症数量也持续上升，造成许多初次THA的远期效果不佳，因此RTHA的病例数量也在成倍增多。目前使用骨水泥翻修术效果不佳和非骨水泥初次THA的早期满意疗效均已得到证实，使得许多关节外科医师在翻修手术时多倾向使用生物型假体，修复骨缺损时不再一味地充填大量骨水泥，而是采用植骨技术。虽然临床上骨水泥型假体的运用有其明显的局限性，但对高龄骨质疏松患者、关节活动及负荷要求低的患者、关节感染需使用抗菌药物骨水泥的患者、骨缺损严重的患者等仍然适用。RTHA的目的是解除疼痛，阻止骨丢失，恢复骨储备，恢复和重建髋关节功能。

宋玉林教授点评

　　本例患者以人工髋关节置换术后12年假体松动并脱位入院，入院时左髋关节疼痛明显，伴活动受限。入院后积极完善各项术前常规检查了解全身状况，评估麻醉风险。髋臼重建术的目的在于恢复髋关节旋转中心解剖位置，构建髋臼周围的支持带，修复形成的骨缺损，重建髋臼的完整性，并使髋臼假体与宿主骨充分接触并保持长期稳定性和耐久性。

（宋玉林）

014
人工髋关节置换术后
假体松动 1 例

病历摘要

患者，老年女性。

[主诉] 左髋关节疼痛伴活动受限 3 年。

[现病史] 患者 3 年前无明显诱因出现左髋关节疼痛，为阵发性酸胀疼痛，伴活动受限，无左下肢麻木，无畏寒、发热，无恶心、呕吐，无咳嗽、咳痰，无胸闷、气闭，无腹痛、腹胀。初始未重视，未予以治疗，疼痛伴活动受限进行性加重。为求进一步诊治来我科门诊，拟"假体周围骨溶解并假体无菌性松动"收入院。

[既往史] 患者于 15 年前因左股骨颈骨折在当地医院行左侧全髋关节置换，术后痊愈出院。否认心脏病病史，否认乙肝、结核等

传染病病史及其密切接触史，否认外伤史，否认药物及食物过敏史，预防接种史不详。

[体格检查]　左下肢外展、外旋畸形，左下肢较右下肢短缩约1.5 cm，左臀部可见一处长约12 cm手术瘢痕，已痊愈，未见皮肤破溃，左腹股沟处压痛，轴向叩击痛阳性，左髋关节活动障碍，左足背动脉搏动好，左下肢感觉正常。右下肢未见明显阳性体征，双下肢感觉及血运正常，右膝、踝、各趾活动及肌力正常。双侧膝反射、踝反射正常，双侧髌阵挛、踝阵挛阴性，双侧病理征未引出，生理反射存在。

[辅助检查]　血常规：白细胞计数 4.18×10^9/L，中性粒细胞百分比 58.0%，血红蛋白 115 g/L。血生化：白蛋白 44.78 g/L。影像学检查：术前左髋关节正位X线示左髋臼杯发现透光线，左髋臼及股骨近端局灶性骨溶解，假体柄松动（图 14-1）。双侧髂股腘动静脉彩超示未见明显异常血流障碍。

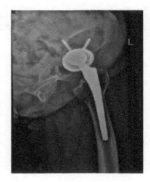

图 14-1　术前左髋关节正位 X 线

[诊断]　左人工髋关节置换术后假体松动。

[鉴别诊断]　①假体周围骨折：影像学检查假体周围未见明显骨折线。②感染性假体松动：临床症状不支持，无明显静息痛；实验室检查不支持；影像学检查不符合。

[治疗]　患者入院后完善相关检查，明确诊断，给予营养支持等治疗，择期在椎管内麻醉下行左髋关节翻修术＋髋关节松解术＋髋关节滑膜切除术＋坐骨神经探查术，术后每日换药，术后第2天拔除引流管，伤口愈合后出院。术后复查骨盆正位X线见图14-2。

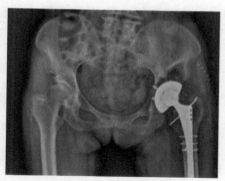

图 14-2　术后骨盆正位 X 线

病例分析

　　髋关节假体无菌性松动、不稳定导致频繁脱位、感染、假体周围骨折已成为人工髋关节翻修术的主要原因。假体无菌性松动是导致髋关节翻修的主要原因，其次为假体周围骨折及感染。术后感染、假体松动、脱位是影响全髋关节置换术早、中期疗效的主要因素，而髋臼磨损、异位骨化、骨溶解等是影响全髋关节置换术中远期疗效的主要因素。初次全髋关节置换术失败可能原因有假体类型及型号选择错误、假体置放位置不良、关节不稳定、关节撞击、骨水泥太厚或太薄致假体松动等，或因术后脱位或感染，或患者合并严重骨质疏松、自我保护意识差、超重、肥胖等。人工髋关节翻修手术可纠正导致髋关节翻修的原因，重建髋关节功能，恢复患者日常生活及工作能力，延长假体使用寿命。

宋玉林教授点评

　　手术方法采用全身麻醉或硬脊膜外麻醉。患者取健侧卧位，以原手术切口为手术入路，依次取出股骨假体和髋臼假体。髋臼侧处

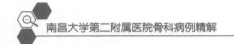

理：对无骨缺损者，常规安置生物型髋臼假体。有骨缺损者，可根据骨缺损分型进行选择：对骨缺损较少、无骨质疏松者，可将髋臼磨挫至正常骨质，安置标准髋臼假体；对单纯骨缺损者，行自体骨或嵌压植骨；对骨缺损严重者，应用异体骨移植或钛网加植骨重建髋臼；对骨缺损伴严重骨质疏松者，应用骨水泥型髋臼假体。股骨侧处理：对合并股骨假体周围骨折者，先以钛缆或环抱器将其捆扎后再行扩髓，以保证假体的稳定性。翻修手术完成后，C 臂机透视了解假体位置，满意后放置橡皮管引流，并逐层缝合切口。术后预防性应用抗血栓药物 1 周，防止下肢深静脉血栓形成。常规应用抗菌药物 24 小时，对因感染而行翻修手术者，术后应用敏感抗菌药物直至血常规、红细胞沉降率、C 反应蛋白降至正常。

（宋玉林）

015
股骨头缺血性坏死 1 例

病历摘要

患者，中年男性。

[主诉] 左髋部疼痛 1 年。

[现病史] 患者 1 年前无明显诱因出现行走时左髋部疼痛，休息时缓解，疼痛不向远端放射，不伴有肢体麻木，当时未予以重视，未进行相关治疗，患者自感疼痛逐渐加重，休息后不能缓解。今来我院门诊就诊，行骨盆正位 X 线检查示左股骨头坏死。门诊拟"左股骨头缺血性坏死"收住入院。患者自起病以来精神状态可，饮食睡眠正常，大小便正常，体重未见明显改变。

[既往史] 既往体健，否认高血压、糖尿病病史，否认肝炎、结核病史，否认其他病史，否认手术及输血史，否认食物及药物过

敏史。既往有酗酒史。

[体格检查] 生命体征正常，脊柱生理性弯曲存在，各棘突及椎旁无压痛及叩击痛，双上肢血运、感觉良好，肌力5级，肌张力正常，双侧Hoffmann征阴性，双下肢纵轴叩击痛阳性，足趾活动及踝关节跖屈、背伸功能尚可，足背动脉搏动存在，下肢肌力5级，血运及感觉正常，双侧直腿抬高试验阴性，左侧"4"字征阳性，双侧髌阵挛、踝阵挛阴性，膝腱反射存在，Babinski征阴性，生理反射存在，病理反射未引出。

[辅助检查] 术前行骨盆正位X线检查示左股骨头坏死，关节面塌陷，股骨头外形扁平（图15-1）。

[诊断] 左股骨头缺血性坏死。

[治疗] 患者为中年男性，既往有酗酒史，出现左髋关节疼痛症状，影响

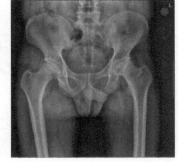

图15-1 术前骨盆正位X线

患者生活及工作，左股骨头出现塌陷，继发髋关节骨性关节炎。入院后完善相关检查，通过红细胞沉降率和C反应蛋白检查排除感染性病变。常规术前准备，在腰硬联合麻醉下行左侧人工全髋关节置换术治疗，手术过程顺利，术后切口愈合良好，术后病理结果示股骨头缺血性坏死，顺利出院。

术后复查血常规、C反应蛋白等炎症指标，见炎症指标逐渐降至正常范围；术后复查骨盆正位X线示假体位置良好（图15-2）。患者已恢复自由行走，左髋部疼痛完全缓解。

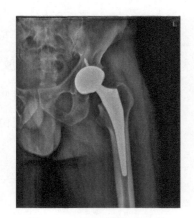

图15-2 术后骨盆正位X线

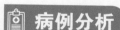

病例分析

（1）病因：股骨头坏死病因不外乎有两种，一种发生在股骨颈骨折复位不良的愈合，股骨头内的负重骨小梁转向负重区承载应力减弱，出现应力损伤，所以坏死总是发生在患者骨折愈合、负重行走之后；另一种是骨组织自身病变，如最常见的慢性酒精中毒或使用糖皮质激素引起的骨坏死，同时骨组织的再生修复能力障碍。此外，还包括儿童发育成长期股骨头生发中心 - 股骨头骨骺坏死，又称儿童股骨头坏死、扁平髋。

（2）临床表现：最常见的症状就是疼痛，疼痛的部位是髋关节、大腿近侧，可放射至膝部。疼痛可以因坏死组织修复的炎症病变或炎症病灶内的高压引起，可表现为持续痛、静息痛。骨软骨塌陷变形导致创伤性关节炎或有髋关节周围肌肉韧带附着部位慢性损伤性疼痛。髋部活动受限，特别是旋转活动受限或有痛性和短缩性跛行。

（3）影像学检查：早期 X 线检查可无阳性发现，随着疾病进展于负重区出现骨小梁紊乱、中断，以后股骨头软骨下骨囊性变、夹杂硬化。随病变进展，修复障碍，病变区出现线性透亮区，围以硬化骨，呈现新月征。晚期出现塌陷、变形、半脱位、关节间隙变窄。X 线可以确定病变的范围，排除骨的其他病变，具有简单、方便、经济和应用范围广泛等优点，目前仍作为股骨头坏死的基本检查方法。

同样在股骨头坏死的早期，CT 检查可表现正常。CT 扫描对判断股骨头内骨质结构改变优于 MRI，对明确股骨头坏死诊断后塌陷的预测有重要意义，因此，CT 检查也是常用的方法。早期，股骨头负重面骨小梁紊乱，部分吸收，杂以增粗、融合、囊性吸收、部分硬化。

CT 可显示新月征为三层结构：中心为死骨，且被一透亮的骨吸收带所环绕，最外围则是新生骨硬化骨。晚期，股骨头出现塌陷变形，中心有较大低密度区，关节软骨下出现壳状骨折片，髋臼盂唇化突出，可有关节变形。

MRI 可早期发现骨坏死灶，能在 X 线检查和 CT 检查发现异常前做出诊断。股骨头坏死 MRI 的多样信号改变可反映不同层面病变组织的代谢水平。T_2 加权像呈高信号的病理特征是骨和骨髓的坏死引起的修复反应，以骨髓水肿及局部充血、渗出等急性炎症病理改变为主要特征。T_1 加权像多为低信号。T_2 加权像为混合信号，高信号提示炎症充血、水肿，低信号的病变组织多为纤维化，硬化骨。T_1 加权像为新月形边界清楚的不均匀信号。如果 T_2 加权像显示中等稍高信号，周围不均匀稍低信号环绕，则呈典型的双线征，位置基本与 CT 的条状骨硬化一致。

放射性核素骨扫描（ECT）也是能做到早期诊断的检测手段。

（4）诊断：股骨头坏死要依据影像学诊断，股骨头坏死的影像学表现与病变的轻重及病理进程相关，病理改变决定影像学的表现多样化。临床上有很多根据影像资料、病理进程和临床表现的分期，但这种分期不能被割裂看待。

（5）鉴别诊断：需与以下两种疾病相鉴别。①髋关节脱位：患者有外伤史，髋关节活动障碍，髋关节局部畸形，而无骨摩擦感，局部叩击痛不明显，结合 X 线检查易于鉴别。②髋关节发育不良：患者髋部疼痛，"4"字征阳性，结合 X 线检查易发现髋臼及股骨近端发育不良，髋臼浅。

（6）治疗：病因治疗是终止病变进展，使之有可能进入良性转归轨道的关键。例如，针对本病在中国排第一位和第二位的病因，即酒精和激素中毒，采取戒酒和终止使用糖皮质激素措施可保护已发生的坏死，并同时通过生物学反应促进骨再生和病变组织修复，恢复承重能力，防止股骨头变形塌陷。因此，另一个关键治疗在于减少负重、行走，降低股骨头负重区的载荷，避免减弱的骨组织发生显微骨折、塌陷。主张患者少量分次行走，切忌蹦跳，在坏死病变进展期宜靠扶持助行。鼓励患者做减负式运动，如骑自行车、游泳。在急性进展期宜卧床，避免负重。

在股骨头坏死病变区难以用药物干预，其组织反应、衰减了的成骨再生能力难以靠药物增进，没有任何一种药物是特效、专门用来治疗股骨头坏死的，但仍可试用促进骨和软骨营养及生长的药物。

早期股骨头坏死可考虑行髓芯减压，减小股骨头内水肿压力，改善局部微循环的方式，并可以同时清除病灶植骨治疗。对于濒临塌陷或已塌陷变形、长期疼痛功能障碍者可行人工髋关节置换术，该手术技术成熟，效果良好，成功率高。

📋 程细高教授点评

股骨头坏死是骨科临床常见疾病，病因治疗是终止病变进展，使之有可能进入良性转归轨道的关键。如不能及时诊断及治疗，将导致髋关节严重功能障碍，影响患者生活质量。目前临床缺乏特效药物治疗，早期股骨头坏死可考虑微创减小股骨头内水肿，改善局部微循环，对于晚期股骨头坏死则需要采取关节置换治疗。

（孙　廓）

016
发育性髋关节发育不良 1 例

病历摘要

患者，青年女性。

[主诉] 右髋部疼痛 1 个月。

[现病史] 患者 1 个月前无明显诱因出现行走时右髋部疼痛，休息时缓解，当时未予以重视，未进行相关治疗，疼痛逐渐加重。在我院行骨盆正位 X 线检查示双侧发育性髋关节发育不良（developmental dysplasia hip，DDH）。门诊拟"发育性髋关节发育不良"收住入院。患者自起病以来精神状态可，饮食睡眠正常，大小便正常，体重未见明显改变。

[既往史] 既往体健，否认高血压、糖尿病病史，否认肝炎、结核病史，否认其他病史，否认手术及输血史，否认食物及药物过敏史。

[体格检查]　脊柱生理性弯曲存在，各棘突及椎旁无压痛及叩击痛，双上肢血运、感觉良好，肌力 5 级，肌张力正常，双侧 Hoffmann 征阴性，双下肢纵轴叩击痛阳性，足趾活动及踝关节跖屈、背伸功能尚可，足背动脉搏动存在，下肢肌力 5 级，血运及感觉正常，双侧直腿抬高试验阴性，右"4"字征阳性，双侧髌阵挛、踝阵挛阴性，膝腱反射存在，Babinski 征阴性，生理反射存在，病理反射未引出。

[辅助检查]　术前行骨盆正位 X 线检查示双侧发育性髋关节发育不良（图 16-1）。

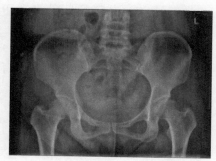

图 16-1　术前骨盆正位 X 线

[诊断]　双侧发育性髋关节发育不良。

[治疗]　患者为青年女性，出现右侧髋关节疼痛症状，影响患者生活及工作，入院后完善相关检查，红细胞沉降率和 C 反应蛋白检查排除感染性病变。常规术前准备，在腰硬联合麻醉下行右髋臼旋转截骨术，手术过程顺利，术后切口愈合良好，顺利出院。治疗转归，术后 6 个月复查 X 线检查示恢复良好（图 16-2），患者已恢复自行行走，髋部疼痛完全缓解。

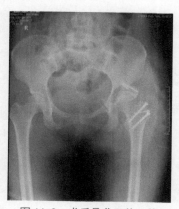

图 16-2　术后骨盆正位 X 线

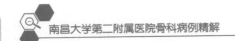

病例分析

（1）病因：发育性髋关节发育不良又称发育性髋关节脱位，是儿童骨科最常见的髋关节疾病，发病率在1‰左右，女孩的发病率是男孩的6倍左右，左侧约为右侧的2倍，双侧约占35%。发育性髋关节发育不良包括髋关节脱位、半脱位和髋臼发育不良，较以往"先天性髋关节脱位"的名称更能够代表该病的全部畸形。该病由多因素所致，常见的危险因素：女孩；第一胎；多胎；有家族史者；胎位不正，如臀位；羊水少；有足部跖内收畸形或肌性斜颈等；错误的襁褓方式——"蜡烛包"。

（2）临床表现：成年髋关节发育不良患者最常见的症状就是疼痛，疼痛的部位是髋关节、大腿近侧，可放射至膝部。疼痛可以因坏死组织修复的炎症病变或炎症病灶内的高压引起，可表现为持续痛、静息痛。随着脱位的不同程度，出现不同程度的下肢短缩、髋部活动受限，特别是旋转活动受限或有痛性和短缩性跛行。

（3）影像学检查：X线检查可见髋臼浅，股骨头覆盖差，晚期出现塌陷、变形、半脱位、关节间隙变窄。X线可以确定病变的范围，排除骨的其他病变，具有简单、方便、经济和应用范围广泛等优点，仍作为髋关节发育不良的基本检查方法。

（4）诊断：髋关节发育不良要依据影像学诊断，髋关节发育不良的影像学表现与病变的轻重及病理进程相关。临床上有很多根据影像、病理进程和临床表现的分期，但这种分期不能被割裂看待。

（5）鉴别诊断：需与以下两种疾病相鉴别。

①髋关节脱位：患者有外伤史，髋关节活动障碍，髋关节局部畸形，而无骨摩擦感，局部叩击痛不明显，结合X线检查易于鉴别。

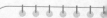

②股骨头坏死：患者髋部疼痛，"4"字征阳性，结合 X 线检查、CT 和 MRI 易于发现股骨头内囊性变，髋臼发育正常。

（6）治疗：本病的治疗原则是尽早诊断，及时治疗。出生后一旦确立先天性髋关节脱位的诊断，应立即开始治疗，可望获得一个功能接近正常的髋关节。治疗开始时的年龄越大，效果越差。

该病难以用药物干预，没有任何一种药物是特效、专门用来治疗髋关节发育不良的，但仍可试用促进骨和软骨营养和生长的药物。

早期患者可考虑行髋臼旋转截骨，改善股骨头包容性。对于濒临塌陷或已塌陷变形、长期疼痛功能障碍者可行人工髋关节置换术，该手术技术成熟，效果肯定，成功率高。

专家点评

发育性髋关节发育不良是儿童骨科最常见的髋关节疾病，最常见的症状就是疼痛。如不能及时诊断及治疗，将导致髋关节骨性关节炎，造成严重关节功能障碍，影响患者生活质量。目前临床缺乏特效药物治疗，早期患者可考虑行髋臼旋转截骨，改善股骨头包容性。对于濒临塌陷或已塌陷变形、长期疼痛功能障碍者可行人工髋关节置换术。

（孙　廓）

病历摘要

患者，老年男性。

[主诉] 双侧髋部疼痛 4 年，加重 1 个月。

[现病史] 患者自诉于 4 年前无明显诱因出现行走时双侧髋部疼痛，休息时缓解，当时未予以重视，未进行相关治疗。1 个月前感觉右髋部疼痛逐渐加重，休息后不能缓解，遂来我院门诊就诊，行骨盆正位 X 线检查示右髋关节骨性关节炎。门诊以"右髋关节骨性关节炎"收住入院。患者自起病以来精神状态可，饮食、睡眠正常，大小便正常，体重未见明显改变。

[既往史] 既往体健，否认高血压、糖尿病病史，否认肝炎、结核病史，否认其他病史，否认手术及输血史，否认食物及药物过敏史。

[体格检查]　脊柱生理性弯曲存在，各棘突及椎旁无压痛及叩击痛，双上肢血运、感觉良好，肌力5级，肌张力正常，双侧Hoffmann征阴性，右趾活动及踝关节跖屈、背伸功能尚可，足背动脉搏动存在，下肢肌力5级，血运及感觉正常，双侧直腿抬高试验阴性，双侧"4"字征阳性，双侧髌阵挛、踝阵挛阴性，膝腱反射存在，Babinski征阴性，生理反射存在，病理反射未引出。

[辅助检查]　行骨盆正位X线检查示双侧髋关节骨性关节炎，关节间隙明显狭窄，髋臼及股骨头见软骨下骨硬化，可见局部囊性变（图17-1）。

[诊断]　双侧髋关节骨性关节炎。

[治疗]　患者为老年男性，出现双侧髋关节疼痛症状，影响患者生活及工作，入院后完善相关检查，红细胞沉降率和C反应蛋白检查排除感染性病变。常规术前准备，在腰硬联合麻醉下行双侧人工全髋关节置换术，手术过程顺利，术后切口愈合良好，顺利出院。术后骨盆正位X线检查示恢复良好（图17-2），患者已恢复自行行走，髋部疼痛完全缓解。

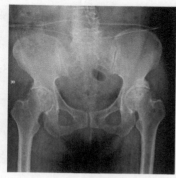　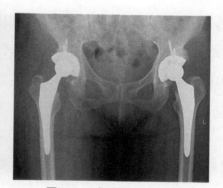

图17-1　术前骨盆正位X线　　图17-2　术后骨盆正位X线

病例分析

（1）病因：髋关节炎通常是指由于髋关节面长期负重不均衡所致的关节软骨变性或骨质结构改变的一类骨性关节炎性疾病。其主要表现为臀外侧、腹股沟等部位的疼痛（可放射至膝）、肿胀、关节积液、软骨磨损、骨质增生、关节变形、髋的内旋和伸直活动受限、不能行走甚至卧床不起等。病因未明，一般认为与衰老、创伤、炎症、肥胖和代谢等因素有关。正常关节在活动甚至剧烈运动后是不会出现骨性关节炎的。遗传因素对骨性关节炎的影响可能包括先天性结构异常和缺陷（如先天性髋关节脱位、股骨头骨骺脱位等）、软骨或骨的代谢异常、肥胖和骨质疏松症等。

（2）临床表现：本病起病隐袭，发病缓慢，有长期劳损史，多见于中老年患者。主要症状为在活动或承重时引起步态异常和髋部疼痛。髋部疼痛可经闭孔神经放射至腹股沟、大腿和膝关节。臀部周围及股骨大转子处也可有酸胀感，并向大腿后外侧放射。

（3）影像学检查：X线检查可出现股骨头软骨下骨囊性变、夹杂硬化。关节周围骨赘形成，晚期出现关节间隙变窄甚至消失。X线检查可以确定病变范围，排除骨的其他病变，具有简单、方便、经济和应用范围广泛等优点，目前仍作为髋关节骨性关节炎的基本检查方法。

（4）诊断：髋关节骨性关节炎要依据影像学诊断，其影像学表现与病变的轻重及病理进程相关，病理改变决定影像多样化。临床上有很多根据影像、病理进程和临床表现的分期，但这种分期不能被割裂看待。

（5）鉴别诊断：需与以下两种疾病鉴别。①股骨头坏死：患者髋部疼痛，"4"字征阳性，结合X线检查发现股骨头囊性变或变扁塌陷，后期可出现继发性髋关节骨性关节炎表现。②髋关节发育不良：患者髋部疼痛，"4"字征阳性，结合X线检查易发现髋臼及股骨近端发育不良，髋臼浅。

（6）治疗：病因治疗是终止病变进展、使之有可能进入良性转归轨道的关键，包括对患者的健康教育、关节活动度训练、肌力训练、职业治疗，以及患者的自我训练、减肥、有氧操及关节保护，助行工具、膝内翻的楔行鞋垫及日常生活辅助设施的使用等。

难以用药物干预，患者的组织反应、衰减了的成骨再生能力难以靠药物增进，没有任何一种药物是特效、专门用来治疗髋关节骨性关节炎的，但仍可试用促进骨和软骨营养吸收和生长的药物。

对于晚期出现关节间隙狭窄甚至消失的患者及长期疼痛功能障碍的患者可行人工髋关节置换术，该手术技术成熟、效果良好、成功率高。

专家点评

髋关节骨性关节炎是骨科临床常见疾病，病因治疗是终止病变进展、使之有可能进入良性转归轨道的关键。若不能及时诊断及治疗，将导致髋关节严重功能障碍，影响患者生活质量。目前临床缺乏特效药物治疗，对于晚期出现关节间隙狭窄甚至消失的患者则需要采取关节置换治疗。

（孙　廓）

018
复杂创伤性膝关节炎行铰链式膝关节置换1例

病历摘要

患者，女，37岁。

[主诉]　左膝关节疼痛18年，加重半个月入院。

[现病史]　患者18年前因左股骨远端骨巨细胞瘤行肿瘤切除植骨术，术后仍有少许疼痛，未予以重视，疼痛无明显缓解；半个月前感左膝关节疼痛，活动后加重，休息后稍缓解，不伴麻木肿胀感，于我院行左膝关节正侧位X线检查示左股骨中下段金属内固定术后改变，左膝创伤性关节炎，左膝关节外翻畸形、半脱位可能，未接受相关治疗。此次于我院门诊就诊，行左下肢CT示左股骨下段骨折术后金属内固定，左膝创伤性关节炎、半脱位，骨盆右髂骨缺损（为手术所致），左股骨下端近膝关节处植骨影。门诊拟诊断为"左膝

创伤性关节炎"，收治入院拟行手术治疗。患者自起病以来，精神、食欲、睡眠尚可，大小便正常，体重无明显减轻。

[既往史]　患者既往身体一般。否认高血压、糖尿病、冠心病病史，否认肝病、肾病病史，否认结核病史，否认其他疾病史。2000年因左股骨远端骨巨细胞瘤行肿瘤切除植骨手术（具体不详）。否认外伤史、输血史，否认药物、食物过敏史，否认家族及遗传病史。

[体格检查]　脊柱生理性弯曲基本正常，各棘突无明显压痛及叩击痛，脊柱活动度正常。右髂腰部可见一长约10 cm的斜形手术瘢痕。左小腿肌肉萎缩，较右（小腿）细，直径约小2 cm。左下肢外翻、外旋畸形（图18-1）。左膝部可见一长约25 cm的手术瘢痕，左膝关节皮温不高、外侧压痛；左膝关节伸直功能可，屈曲活动受限，活动范围为0°～100°；外翻约40°；浮髌试验阴性，麦氏试验阳性，过伸过屈试验阳性，侧方应力试验阳性。左下肢其余关节活动自如，肌力、肌张力基本正常。左足背动脉可触及，左趾感觉、血运基本正常。余肢体查体未见明显异常，生理反射存在，病理反射未引出。

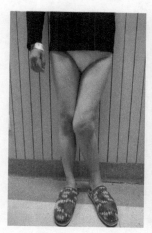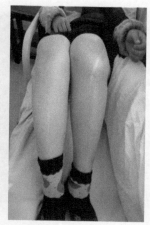

图18-1　术前查体

[辅助检查]　血常规：白细胞9.22×10⁹/L，中性粒细胞百分

97

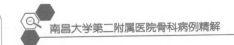

比 81.5%，血红蛋白 125 g/L。血生化：白蛋白 40.96 g/L，葡萄糖 9.23 mmol/L。全血 C 反应蛋白 25 mg/L。血红细胞沉降率 17 mm/h。X 线检查示左股骨中下段金属内固定术后改变；左膝创伤性关节炎；左膝关节外翻畸形、半脱位可能（图 18-2）。下肢 CT 示左股骨下段骨折术后金属内固定，左膝创伤性关节炎，半脱位；骨盆右髂骨缺损（为手术所致）；左股骨下端近膝关节处植骨影（图 18-3）。左膝关节 CT 及三维重建示左股骨下段骨折术后改变，左膝创伤性关节炎及半脱位；右膝髌上囊少量积液（图 18-4）。

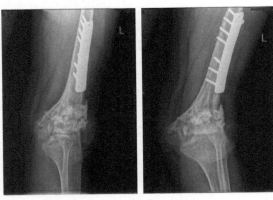

A：正位。

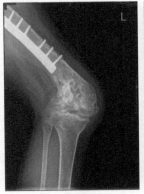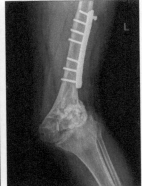

B：侧位。

图 18-2 术前 X 线

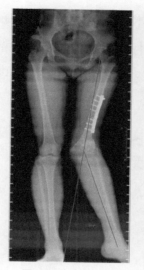
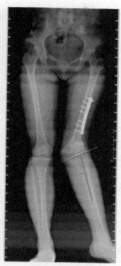

图 18-3　术前下肢 CT（右膝关节外翻 27.4°）

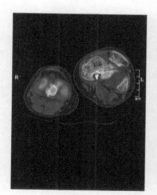
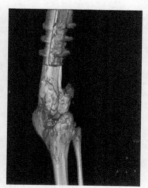

图 18-4　左膝关节 CT 及骨三维重建

[诊断]　左膝创伤性关节炎。

[鉴别诊断]　风湿性膝关节炎：患者多有膝关节酸痛不适，多与天气变化有关，症状反复发作，血红细胞沉降率和 C 反应蛋白偏高，而膝关节骨性关节炎呈进行性加重，行走时症状加剧，结合膝关节 X 线易于鉴别。

[治疗]　明确诊断为左膝创伤性关节炎，既往手术病史不详，患者自诉为良性肿瘤。排除手术禁忌证后，先行股骨内固定装置取

笔记

出术,后行全膝关节置换术,手术一次完成。术后行预防感染(遵照外科手术预防使用抗菌药物执行,首选第一代头孢菌素、头孢唑啉)、预防深静脉血栓(遵照骨科大手术 VTE 预防指导执行,至术后 35 天,应用低分子肝素钙或利伐沙班)、镇痛(按无痛病房管理)、补液等对症治疗。术后良好镇痛情况下进行康复指导训练(术后 2 天内以卧床休息为主,并进行功能锻炼,第 2 天拔除术区引流管,行术后 X 线检查后指导患者下床活动)。术后转归情况见图 18-5 至图 18-7。

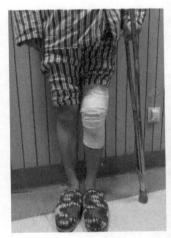
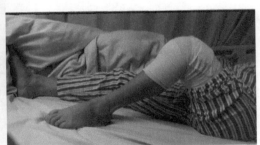

图 18-5 术后查体

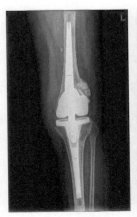
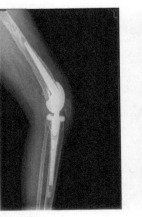
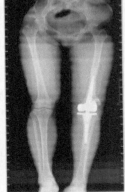

图 18-6 术后 X 线   图 18-7 术后下肢 CT

病例分析

　　创伤性膝关节炎的终末期治疗虽然也是进行关节置换手术，但不同于普通膝关节骨性关节炎。该病例既往股骨远端有一良性肿瘤，行肿瘤刮除植骨后，现肿瘤病灶区域明显塌陷，股骨外髁塌陷，膝关节外翻畸形角度大，同时有旋转畸形。考虑到患者仅37岁，术前准备了多种膝关节假体（普通膝关节假体、CCK膝关节假体、铰链型膝关节假体），手术中我们先按普通膝关节假体进行截骨，但畸形无法矫正，直到采用铰链型膝关节假体才完成这台手术。手术后患者膝关节功能恢复良好，患者满意出院。

专家点评

　　该病例极为特殊，亦体现了膝关节疾病的多样性。患者自诉年少时膝关节患股骨良性肿瘤，详情无从追溯。患者当时的情况是明显的股骨外髁塌陷、骨缺损、外翻畸形、外旋畸形。股骨远端内固定钢板不知既往手术有何用意，但不影响手术。手术中灌注股骨侧骨水泥时钉道会有骨水泥渗漏，骨水泥灌注压力会稍减弱。该患者膝关节外翻角度之大超乎寻常，如何矫正？直接采用铰链型膝关节假体在处理上是最简单的，但考虑患者尚年轻，我们还是尝试从普通膝关节假体开始，逐步到CCK膝关节假体、再到最终的铰链型膝关节才得以完成手术，这个过程中我们体会到对患者膝关节韧带功能的处理和软组织平衡问题的处理远超过对骨缺损处理的难度。最终患者膝关节功能恢复满意出院。

（付晓玲　周　斌）

019
双膝关节骨性关节炎
一侧行胫骨高位截骨、
另一侧行膝关节置换1例

病历摘要

患者，女，59岁。

[主诉] 双膝关节疼痛10年，加重6月余。

[现病史] 患者10年前无明显诱因出现双膝关节疼痛不适，以右膝关节为甚，行走时加重，休息时缓解，伴酸胀感，疼痛不向其他部位放射，无肢体麻木，无发热、畏寒、午后盗汗等不适；6个月前患者自感上诉症状加重，于当地镇医院口服药物治疗后，疼痛无明显缓解。为求进一步诊治，来我院就诊，2018年2月20日行双膝关节X线检查示双膝关节退行性骨关节病，门诊拟"双膝关节骨性关节炎"收入我科治疗，患者自起病以来，精神、食欲、睡眠尚可，大小便正常，体重无明显减轻。

[既往史] 患者既往身体一般。既往有手术史，2015年因双眼白内障于上海市某眼科医院行手术治疗。否认高血压、糖尿病、冠心病、肾病病史，否认肝炎病史，否认结核病史，否认其他疾病史，否认外伤史，否认输血史，否认药物、食物过敏史，否认家族及遗传病史。

[体格检查] 脊柱生理性弯曲基本正常，各棘突无压痛及叩击痛，脊柱活动度正常。双上肢对称等长，未见明显肿胀、畸形，肌力及肌张力正常，各关节活动自如，感觉及血运正常；双上肢反射正常，双侧Hoffmann征阴性。双膝关节及周围皮肤无发红、瘢痕、色素沉着及窦道、异常分泌物等；皮温不高，周围有轻压痛，伸直、屈曲功能均受限，过伸、过屈试验阳性，麦氏试验阳性，浮髌试验阴性。双下肢其余关节活动自如，肌力5级，肌张力基本正常。双侧足背动脉可触及，足趾感觉、血运基本正常。

[辅助检查] 血常规：白细胞计数 5.71×10^9/L，中性粒细胞百分比64%，血红蛋白107 g/L。血生化：白蛋白36.48 g/L，葡萄糖4.99 mmol/L。全血C反应蛋白75.68 mg/L。血红细胞沉降率11 mm/h。影像学检查：X线检查示双膝关节退行性骨性关节炎（图19-1）；下肢CT示双膝关节、右踝关节退行性骨性关节炎（图19-2）。

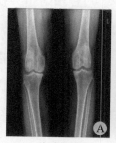 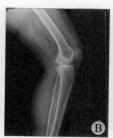 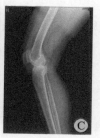

A：膝关节正位　　B：左膝关节侧位　　C：右膝关节侧位

图 19-1　术前 X 线

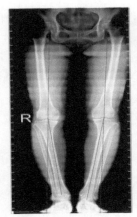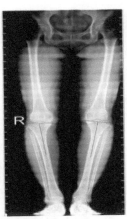

图 19-2　术前下肢 CT（左膝内翻 6.7°，右膝内翻 7.7°）

[诊断]　双膝关节骨性关节炎，退行性骨关节病（右踝关节）。

[鉴别诊断]　膝关节结核：患者可有膝关节疼痛不适，行走时加剧，但多伴有低热、午后盗汗、乏力等结核中毒症状，血红细胞沉降率和 C 反应蛋白偏高，结合影像学检查及病史易于鉴别。

[治疗]　患者明确诊断为膝关节骨性关节炎，排除手术禁忌证后，择期安排行左膝关节胫骨高位截骨术 + 左膝关节关节镜下膝关节探查清理 + 右膝关节表面置换术，术后预防感染（遵照外科手术预防使用抗菌药物执行：术前 0.5 ~ 1 小时使用 1 次，手术超 3 小时追加 1 次，术后 24 ~ 48 小时停药，首选第一代头孢菌素、头孢唑啉）、预防深静脉血栓（遵照骨科大手术 VTE 预防指导执行，至术后 35 天，应用低分子肝素钙或利伐沙班）、镇痛（按无痛病房管理）、补液等对症治疗。术后良好镇痛情况下进行康复指导训练（术后 2 天内以卧床休息为主，并进行功能锻炼，第 2 天拔除术区引流管，行 X 线检查后医护人员指导患者下床活动）（图 19-3）。

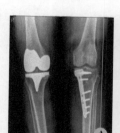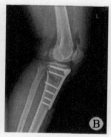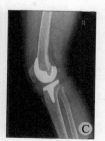

A：膝关节正位　　　　B：左膝关节侧位　　　C：右膝关节侧位

图 19-3　术后 X 线

病例分析

　　膝关节骨性关节炎是骨科常见病例，但病情并非千篇一律。膝关节骨性关节炎常双侧同时患病，症状往往一侧重、一侧轻，碰到这种患者我们需要根据患者的病情进行个性化治疗。如本例患者双膝同时患有骨性关节炎，但左膝症状轻、右膝症状重，患者年龄尚轻，于是我们的建议是左膝行膝关节镜＋胫骨高位截骨进行保膝治疗，而右膝进行膝关节表面置换手术。术后患者恢复良好，对术后功能满意。

专家点评

　　膝关节骨性关节炎双侧患病较为常见，双膝病程交替进展，左膝疼痛症状重时患者会规避性地尽量使用右膝，逐渐出现右膝症状加重后，患者又规避性地使用左膝。对于双膝骨性关节炎患者而言，双膝均有明显症状时，双膝均需要进行处理。本例患者双侧膝关节均有明显症状，右膝症状较重。我们采取个体化治疗，手术中用关节镜对左膝关节面软骨评估后认为保膝价值大，于是选择关节镜清理膝关节后，行膝关节截骨术矫正左下肢力线，进行保膝治疗；同时我们发现右膝关节软骨面破坏严重，于是直接行膝关节表面置换术。

　　近年来运动医学发展迅猛，县级以上医院几乎均已开展，关节镜技术已得到广泛应用，该技术不仅是治疗手段，也是可靠的检查方法。在膝关节镜下可以直接观察到膝关节表面情况，可以很好地评估患病情况，为患者治疗方案的选择提供了极为可靠的证据。

（付晓玲　周　斌）

020 膝关节骨性关节炎行单间置换 1 例

病历摘要

患者，男，49 岁。

[主诉]　右膝关节疼痛 1 年，加重 3 月余。

[现病史]　患者 1 年前无明显诱因出现右膝关节疼痛，活动时加剧，休息后稍缓解，与天气变化无明显关系，无发热、寒战等特殊不适。2018 年 5 月在南昌市某医院注射玻璃酸钠治疗，症状较前无明显缓解，并于 3 个月前疼痛加重，患者为求进一步诊治，遂至我院门诊就诊。2019 年 1 月 2 日门诊行右膝关节正侧位 X 线检查示右膝关节退变，门诊拟"右膝关节骨性关节炎"收入我科住院治疗。患者自起病以来，精神一般、饮食睡眠可，大小便自解，体重无明显减轻。

[既往史] 患者既往身体一般。有高血压病史2年余,血压最高时为150/100 mmHg,既往口服药物控制(具体不详)。否认糖尿病、冠心病、肾病病史,否认肝炎、结核病史,否认其他疾病史,否认手术、外伤及输血史,否认药物、食物过敏史,否认家族及遗传病史。

[体格检查] 脊柱生理性弯曲存在,各棘突无明显压痛、叩击痛,各方向活动可。双上肢外观未见明显畸形,各关节活动自如,肌力及肌张力正常,感觉及末梢血运未见明显异常。右膝关节及周围皮肤无发红、瘢痕、色素沉着、窦道及异常分泌物等,皮温不高;周围压痛阳性,以内侧间隙明显;活动稍受限,前后抽屉试验阴性、麦氏试验阳性、过伸过屈试验阳性、侧方应力试验阴性。右髋关节及右踝关节活动可,右足活动、感觉可,末梢血运可。左下肢查体未见明显异常,各病理反射未引出。

[辅助检查] 血常规:白细胞计数3.8×10^9/L,中性粒细胞百分比63%,血红蛋白166 g/L。血生化:白蛋白42.04 g/L,葡萄糖5.33 mmol/L。血清C反应蛋白1.310 mg/L。红细胞沉降率4 mm/h。影像学检查:X线检查示膝关节退行性改变,关节内侧间隙明显变窄,外侧间隙尚可(图20-1);下肢CT示双侧髋关节、膝关节退行性改变(图20-2)。

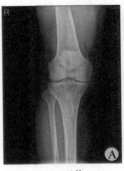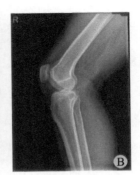

A:正位　　　　　　　　　B:侧位

图20-1　术前X线

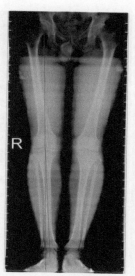

图 20-2　术前下肢 CT（右膝关节内翻 1.9°）

[诊断]　右单侧膝关节骨性关节炎，左膝关节退行性改变，高血压 1 级。

[鉴别诊断]　膝关节化脓性感染：起病急，膝关节红肿、疼痛症状较重，浮髌试验阳性，长伴高热，白细胞计数偏高，结合症状、体征易于鉴别。

[治疗]　患者明确诊断为膝关节骨性关节炎，排除手术禁忌证，择期安排行膝关节单间室置换术，术后预防感染（遵照外科手术预防使用抗菌药物执行，术前 0.5 ～ 1 小时进行 1 次，术后 24 ～ 48 小时停药，抗菌药物首选第一代头孢菌素、头孢唑啉）、预防深静脉血栓（遵照骨科大手术 VTE 预防指导执行，至术后 35 天，应用低分子肝素钙或利伐沙班）、镇痛（按无痛病房管理）、补液等对症治疗。术后良好镇痛情况下进行康复指导训练（术后 2 天内以卧床休息为主，并进行功能锻炼，第 2 天拔除术区引流管并复查术后 X 线后指导下地活动）。治疗结果及转归见图 20-3 和图 20-4。

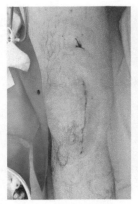

图 20-3　术后换药

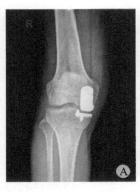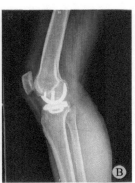

A：正位　　　　　　　B：侧位

图 20-4　术后 X 线

📋 病例分析

　　膝关节骨性关节炎是骨科常见疾病，发病率高。本病例诊断较易。术前检查方面，可增加膝关节 MRI，以评估膝关节交叉韧带功能，考虑到来我院就诊的患者多数经济条件并不宽裕，该检查可作为一个非必选项目。因此术前查体十分重要，可通过术前详细的体格检查进行初步评估，同时进行术前假体的准备。我们常规备好全膝关节假体，术中如果发现患者交叉韧带功能缺损，将会更改手术方式为全膝关节置换。

　　治疗方面，目前对膝关节骨性关节炎的治疗方法较多，可根据患者个体情况综合判断。首先为保守治疗，即改变不良生活习惯，少上下楼，少下蹲，做股四头肌锻炼等；服用软骨保护剂及营养剂，以及采用硫酸氨基葡萄糖、玻璃酸钠关节腔注射等。其次为手术治疗，即膝关节镜＋膝关节截骨、膝关节单间室置换术、全膝关节置换等。考虑到本例患者年纪尚轻、病变主要累及内侧间室、膝关节畸形并不重，经全科讨论并结合患者意愿选择进行膝关节单间室置换术。

笔记

专家点评

　　膝关节骨性关节炎患者按病程分期及个体特点进行治疗，以最小的创伤让患者获得一个无痛、功能满意的膝关节为基本原则。本例患者已于外院行保守治疗，效果差，膝关节疼痛症状加重，保守治疗无效，遂选择手术治疗。术前进行详细的术前评估后，明确患者以膝关节内侧间室受累为主，无明显膝关节单间室置换的手术禁忌证，手术指征明确。手术中直视下再次检查患者膝关节软骨面磨损情况、各韧带功能等，最终确认使用膝关节单间室置换术。术后患者膝关节功能恢复满意，出院后门诊随访满意度高。

（付晓玲　周　斌）

021

骨盆骨折合并左股骨头骨折 1 例

病历摘要

患者，男，49 岁。

[主诉]　车祸致骨盆及左髋部疼痛、活动受限 8 小时。

[现病史]　患者 8 小时前因车祸致骨盆及左髋部疼痛、活动受限，疼痛为持续性剧烈锐痛，被搬运及主动活动时加重，休息后稍缓解，伴皮下少许淤斑，无下肢麻木感。立即送往当地医院，急诊行骨盆 CT 检查示骨盆骨折合并左股骨头骨折，立即输注 8 U 红细胞悬浮液及采取镇痛、消肿等对症治疗，后转入我院急诊科就诊。

[既往史]　既往体健，否认高血压、糖尿病病史，否认肝炎、结核病史，否认其他病史，否认手术及输血史，否认食物及药物过敏史。

[体格检查]　体温 37.0 ℃，脉搏 110 次 / 分，呼吸 24 次 / 分，

血压 108/70 mmHg。患者神志清楚，精神痛苦，应答自如，心、肺、腹未见明显异常。左髋、会阴部可见少量皮下淤斑，左下肢缩短外旋畸形，左髋部、骨盆区压痛可及，骨盆分离挤压试验阳性，部分查体因患者疼痛剧烈不能配合，双侧肌力正常，末梢血运、感觉尚可，双侧踝反射正常，Babinski 等病理征未引出。

[辅助检查]　当地医院骨盆 CT+ 三维重建示骨盆骨折（骶骨骨折、耻骨骨折、双髋臼骨折、坐骨骨折）、左股骨头骨折（图 21-1）。

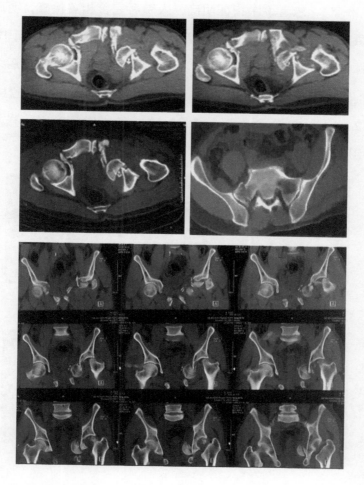

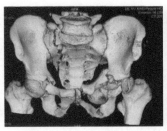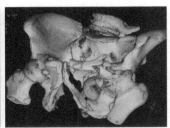

图 21-1　术前骨盆 CT+ 三维重建

[诊断]　骨盆骨折（骶骨骨折、耻骨骨折、双髋臼骨折、坐骨骨折），左股骨头骨折，髋关节脱位。

[治疗]　患者手术指征明确，入院后完善相关检查，明确无手术禁忌证后，于手术室全身麻醉下行骨盆骨折切开复位内固定术 +左股骨头骨折切开复位内固定术。手术操作：①麻醉满意后，行平卧位，先取出股骨头（图 21-2）；②复位固定股骨头（图 21-3）；③复位固定骨盆前环、后环（图 21-4）；④术毕行 X 线检查及缝合皮肤切口（图 21-5）。

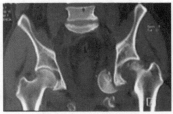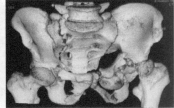

图 21-2　术前股骨头位置

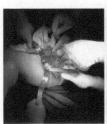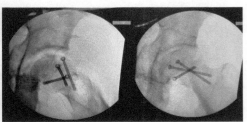

图 21-3　复位固定股骨头

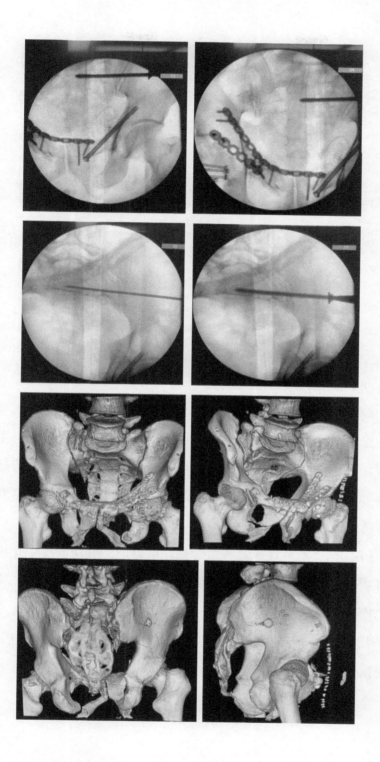

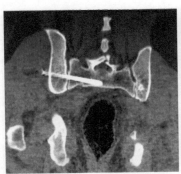
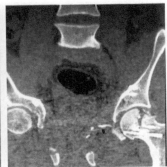

图 21-4　复位固定骨盆前环、后环

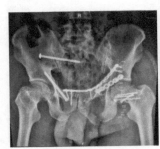
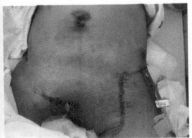

图 21-5　术毕 X 线及皮肤切口（一个体位，两个切口）

患者术中生命体征平稳。术后切口愈合良好，予以心电监护，密切观察生命体征，同时予以消肿、镇痛、预防性使用抗菌药物抗感染等治疗，注意保护切口，定期换药，加强营养，指导患者适当进行功能锻炼。

[随访]　术后规律复查血常规、电解质、肝功能等生化指标，见各项生化指标逐渐下降至正常范围；术后复查骨盆正位 X 线及骨盆 CT 示骨盆及左髋复位满意，固定牢靠（图 21-6）。术后 1 个月、3 个月、6 个月、1 年定期复查骨愈合及关节、下肢功能情况，愈后满意，功能恢复明显。

笔记

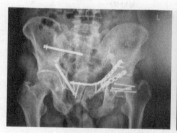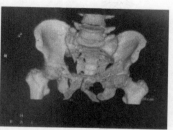

图 21-6　术后复查骨盆 X 线及 CT 三维重建

病例分析

　　骨盆骨折（fracture of the pelvis）在全身骨折中约占 3%，病死率为 8%～16%。可根据骨折后的力学稳定性分为稳定性骨盆骨折和不稳定性骨盆骨折，前者即为生理条件下力作用于骨盆上而无明显移位；后者定义为垂直方向的不稳定，即后环骶髂复合关节及其两侧的骨折脱位和耻骨联合分离所造成的不稳定。大多数稳定性骨盆骨折由低能量创伤所引起，如发生在由肌肉骤然用力收缩导致的撕脱骨折；不稳定性骨盆骨折常由高能量暴力外伤引起。骨盆骨折常伴有严重的并发症，且常比骨折本身更为严重，如腹膜后血肿（大出血）、盆腔内脏器损伤、神经损伤、脂肪栓塞与静脉栓塞。临床上除对骨折本身的治疗外，相关并发症的治疗亦十分重要。

　　骨盆骨折的分类及临床诊断表现：目前常用的分类方法主要依据骨盆骨折的部位、骨折后的稳定性及暴力的方向进行分类。其中基于骨盆环稳定性的 Tile 分型较常使用，分为 A 型（稳定型）、B 型（部分稳定型）、C 型（旋转、垂直均不稳定型）（表 21-1）。骨盆骨折常有严重的暴力外伤史，可见患者骨盆分离试验与挤压试验阳性、肢体长度不对称，耻骨及坐骨骨折时可见会阴部淤斑等。通过既往暴力损伤史、临床查体、X 线及 CT 辅助检查不难诊断。

表 21-1　骨盆环损伤的 Tile 分型

分型	亚型
A 型：稳定型 （后环完整）	A_1：撕脱损伤 A_2：稳定的髂骨翼或前弓骨折 A_3：骶尾骨横行骨折
B 型：部分稳定型 （旋转不稳定，但垂直稳定； 后环不完全性损伤）	B_1：开书样损伤（外旋） B_2：侧方压缩损伤（内旋） B_{2-1}：同侧前方或后方损伤 B_{2-2}：对侧（桶柄状）损伤 B_3：双侧损伤
C 型：旋转、垂直不稳定 （后环完全损伤）	C_1：单侧损伤 C_{1-1}：髂骨骨折 C_{1-2}：骶髂关节骨折－脱位 C_{1-3}：骶骨骨折 C_2：双侧，一侧为 B 型，一侧为 C 型 C_3：双侧 C 型损伤

　　骨盆骨折的治疗：可根据患者的病情、手术医师的认识、技术水平及医院可用装备器械的不同而采取不同的治疗方案。常见的治疗方式包括保守治疗、外固定架治疗、内固定治疗、内固定联合外固定治疗。其中，保守治疗常用于 A 型骨折、移位 < 2.5 cm 的 B_1 型骨折及同侧前后环骨折的 B_2 型骨折，其治疗方法包括骨盆悬吊牵引、股骨髁上牵引、手法复位等。治疗手段安全可靠、易于掌握，但治疗后的并发症较多，骨盆严重畸形及致残率较高。外固定架治疗骨盆骨折由 Carabalona 于 1973 年首次报道，随后逐渐推广。对于骨盆骨折失血性休克早期使用外固定架，能迅速控制骨盆容量，减少出血，降低抢救期间的死亡率，但术后的稳定性不如内固定治疗。随着内固定技术的发展，内固定治疗不稳定性骨盆骨折已逐渐成为临床主要的治疗方式，其中垂直不稳定性骨折为绝对的手术适应证。对于合并髋臼骨折、外固定后残存移位、韧带损伤导致骨盆不稳定、

闭合复位失败、无会阴污染的开放性后部损伤亦可使用内固定治疗。内固定联合外固定治疗则综合了两者的优点，具有创伤小、应力遮挡小、操作简单、固定可靠等优点。此外，3D 打印等新技术亦逐渐应用于骨盆骨折的治疗，提高了治疗效果。

　　本病例并非单纯的不稳定性骨盆骨折，同时合并有左股骨头骨折、游离骨折块脱入盆腔内，对于手术的顺利完成有着不小的挑战。基于此种情形，术前的设计变得更为重要，进行科学合理的术前规划是手术成功的关键。

📋 过慧敏主任点评

　　骨盆骨折出血多、危险性高，合并髋关节脱位并股骨头骨折相对少见，手术治疗此类骨折存在较高的难度与风险，科学合理的术前规划是手术成功的关键。常见手术并发症：①术后感染发生率为 0 ～ 25%。剪切外力作用在皮肤上导致骨盆周围皮肤的潜行剥脱，使术后感染率明显增加，骶后切开复位内固定手术也可增加感染的危险因素。②深静脉血栓，盆腔静脉损伤及制动是导致血栓发生的主要危险因素，国外报道的发生率为 35% ～ 50%，可发生在骨盆或下肢，严重者可导致肺栓塞；症状性肺栓塞的发生率为 2% ～ 10%，致死率为 0.5% ～ 2%。③神经损伤，为骶髂关节脱位时的骶神经受牵拉和骶骨骨折时嵌压损伤所致，也可能是手法复位、手术显露、内固定物等医源性原因造成的损伤。骨盆骨折神经损伤的发生率为 10% ～ 15%。④畸形愈合，为早期治疗不当所致，表现为慢性疼痛、下肢不等长、坐姿不正、跛行及腰痛等，垂直移位大于 2.5 cm 者需要手术治疗。⑤不愈合，发生率在 3% 左右，多发生在 35 岁以下年轻患者，需要重新固定并植骨。

（过慧敏）

参考文献

1. CHU C H，TENNAKOON L，MAGGIO P M，et al. Trends in the management of pelvic fracture，2008-2010. J Surg Res，2016，202（2）：335-340.

2. TILE M，PENNAL G F. Pelvic disruption：principles of management. Clin Orthop Relat Res，1980（151）：56-64.

3. 胡健，禹宝庆. 骨盆骨折的手术入路及其选择. 中华创伤杂志，2014，30（1）：30-32.

4. 米博斌，刘国辉. 骨盆骨折的治疗进展. 中国矫形外科杂志，2012，20（12）：1111-1112.

022
外院漏诊股骨颈骨折 1 例

病历摘要

患者，男，27 岁。

[主诉] 外伤致左髋关节疼痛、活动受限 1 月余。

[现病史] 患者 1 个月前外伤致左下肢多发骨折，于当地医院行左股骨骨折切开复位内固定术，术后顺利出院，后感左髋关节疼痛不适，活动受限，复查左髋关节 X 线示左股骨颈骨折，遂来我院就诊，门诊拟"左股骨颈陈旧性骨折"收治入院。患者自起病以来精神稍差，食欲尚可，睡眠一般，大小便可，近期体重无明显变化。

[既往史] 1 个月前于外院行左股骨切开复位内固定术 + 左胫骨平台骨折切开复位内固定术 + 左腓骨骨折钢板内固定术。

[体格检查] 脊柱生理性弯曲存在，棘突及椎旁无压痛及叩击

痛，腰椎活动度可，双上肢血运、感觉良好，肌力 5 级，肌张力正常。左下肢外旋 60° 畸形，髋部无明显淤斑，局部压痛，纵向叩击痛阳性，血运、感觉良好。左大腿外侧可见一长约 12 cm 的陈旧性手术瘢痕；左小腿近端外侧可见一长约 10 cm 的陈旧性手术瘢痕，远端外侧可见一长约 8 cm 的陈旧性手术瘢痕。右膝关节支具外固定中，局部肿痛。右下肢血运及感觉正常。双下肢生理反射存在，病理反射未引出。

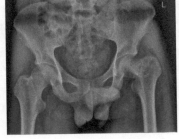

[辅助检查]　骨盆正位 X 线检查示左股骨颈陈旧性骨折（图 22-1）。

图 22-1　术前骨盆正位 X 线

[诊断]　左股骨颈陈旧性骨折。

[鉴别诊断]　①股骨转子间骨折：受伤机制与本病相似，但患者年龄通常更大，局部肿胀明显，左下肢外旋 90° 畸形；通过 X 线可鉴别。②髋关节后脱位：常见于青壮年，有严重的暴力损伤史；患肢弹性固定于屈髋、屈膝、内收、内旋位，在臀后可扪及脱出的股骨头；通过 X 线可鉴别。

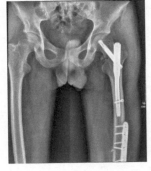

图 22-2　PFNA 术后 X 线

[治疗]　闭合股骨近端防旋髓内钉（proximal femoral nail antirotation, PFNA）治疗，术后 X 线检查见图 22-2。

病例分析

股骨颈骨折在临床上较为常见，由于骨折部位常承受较大的剪应力，加之骨折时容易损伤股骨头的血供来源，因此治疗较为棘手。青壮年患者的骨折多由严重暴力引起，损伤更为严重，其中陈旧性骨折的治疗效果较差，骨不连的发生率可达 38.6%。对于老年患者陈旧性股骨颈骨折，公认的首选治疗方法为人工髋关节置换；青壮年患者多选择保髋治疗，对无移位型股骨颈骨折，内固定是常用方法。

（1）陈旧性股骨颈骨折病因。①青壮年陈旧性股骨颈骨折：相对少见，常由高能量损伤所致，常合并多发伤和（或）复合伤、多器官受伤，甚至脑外伤昏迷不能主诉受伤部位。股骨颈骨折部位相对隐匿，常因接诊医师经验不足出现漏诊，或由于患者多发伤短时间内不能耐受手术等原因而形成陈旧性骨折。②老年性陈旧性股骨颈骨折：老年人由于多发骨质疏松，是股骨颈骨折的高发人群，股骨颈骨折治疗不及时或治疗方式不正确可导致陈旧性股骨颈骨折。

（2）治疗要点。对于老年陈旧性股骨颈骨折，公认的首选治疗方法为人工髋关节置换。老年人群往往会合并较多的疾病，因此围手术期及时处理对保证手术的效果十分关键。

青壮年患者是选择保髋治疗还是进行髋关节置换，目前尚存争议。目前常见的保髋治疗方案有切开复位内固定髂骨植骨、截骨术、带肌蒂骨瓣植骨及带血管蒂骨瓣植骨术，内固定方式包括动力髋螺钉（DHS）、多根空心钉、近端防旋髓内钉等。

（3）PFNA 治疗优势。PFNA 主要用于股骨粗隆间骨折，螺旋刀片在打入股骨颈时可将其周围松质骨压实，减少股骨头及股骨颈内的骨量丢失，提高了螺旋刀片周围骨质的密度，其抗旋转和抗剪切力明显提高，尤其适用于骨质疏松患者。由于 PFNA 属于髓内固定，因此和 DHS 相比，其优势更加明显。PFNA 与带螺旋刀片的 DHS 固定股骨颈骨折，两者稳定性相当。

（4）PFNA 治疗股骨颈骨折时的注意事项。①对嵌插型股骨颈骨折，不要进行复位，原位固定即可。②螺旋刀片在股骨头中的位置：正位 X 线在股骨头颈的中央或下 1/3，侧位 X 线在股骨头颈的中央，注意保持尖顶距（TAD）< 25 mm。③对于外翻嵌插较明

显的骨折，无法保证螺旋刀片的正确位置，因此不适合使用 PFNA 固定。④对身材矮小、髓腔较细或股骨近端内翻较明显的患者，PFNA 也不适用。

程细高教授点评

对于青壮年陈旧性股骨颈基底部骨折，PFNA 是一种良好选择，因其使股骨颈抗旋转力量强于空心螺钉，患者可早期下地进行部分负重活动。对股骨颈骨折已愈合、出现明显股骨头坏死、股骨头塌陷者，应进行人工髋关节置换治疗。对于轻度股骨头坏死，但股骨头无明显塌陷者，也应行保髋治疗。对于 Garden 分型 I 型和 II 型患者，PFNA 操作简单，符合生物力学特点，固定牢固可靠，骨折愈合率高。

（高贵程）

参考文献

1. PARK B J，CHO H M，MIN W B. Surgical treatment of undisplaced femur neck fractures in dementia patients using proximal femoral nail antirotation. Hip & Pelvis，2015，27（3）：164-172.

2. 田元，李志杰，赵磊，等. 采用股骨近端防旋髓内钉治疗老年无移位型股骨颈骨折（12 例报告）. 中国矫形外科杂志，2013，21（10）：1033-1036.

3. 张颖，何伟，刘又文，等. 41 例青壮年陈旧性股骨颈骨折的治疗方法分析. 中医正骨，2014，26（7）：35-37.

4. 黄永栋，蒋卫平，甘坤宁，等. 髋关节置换术治疗老年陈旧性股骨颈骨折术前风险评估及疗效分析. 中国骨与关节损伤杂志，2018，33（4）：386-388.

023
老年股骨粗隆骨折术后假体周围骨折1例

病历摘要

患者,男,83岁。

[主诉] 外伤致右髋部疼痛不适1天。

[现病史] 患者1天前不慎摔伤致右髋关节疼痛,伴右髋关节活动受限,当时无头晕、头痛、恶心、呕吐等不适,来我院就诊,行X线检查示右股骨粗隆骨折术后假体周围骨折,门诊拟"右股骨术后假体周围骨折"收治入院。患者自起病以来,精神稍差,食欲尚可,睡眠一般,大小便可,近期体重无明显变化。

[既往史] 高血压病史,血压控制尚可,1年前在外院行左股骨粗隆骨折髓内钉内固定术,术后生活可以自理,20天前因外伤致右侧股骨颈基底部骨折,在我院行股骨近端防旋髓内钉(proximal femoral nail antirotation，PFNA）内固定术。

[体格检查]　神志清楚，生命体征平稳，右大腿肿胀畸形，切口愈合良好，踝关节背伸跖屈可，足背动脉波动存在。

[辅助检查]　右髋关节正侧位X线检查示右股骨粗隆骨折术后假体周围骨折（图23-1）。

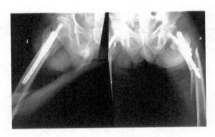

图23-1　右髋关节正侧位X线

[诊断]　右股骨骨折，右股骨粗隆骨折，高血压2级。

[治疗]　入院再次完善相关检查，心电图提示窦性心率，频发房性期前收缩，T波改变，请心血管内科会诊无明显特殊处理及治疗，无明显手术禁忌证，做好各项术前准备，在连续硬膜外麻醉下行右股骨假体周围骨折返修术，手术顺利，术后安返病房。具体手术步骤：麻醉成功后，用牵引床复位，常规消毒铺巾，取出原先内固定尾帽及绞锁钉，留主钉后沿主钉插入导丝，软转扩髓后选用合适大小的加长型PFNA，考虑患者高龄，绞锁钉道内植入人工骨，打压后锁定更牢固（图23-2）。

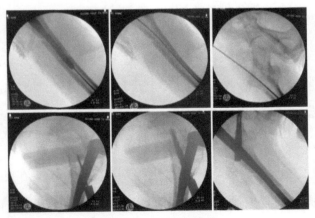

图23-2　术中操作透视

术后切口干燥，愈合良好，术后5天出院，出院查体见可切口干燥，无红肿渗出，右髋膝关节活动可，足背动脉搏动良好。

病例分析

股骨粗隆间骨折为老年人常见的骨折类型之一，对该类骨折患者行手术方案治疗，包括内固定与髋置换两大类，其中以 PFNA 为代表的髓内钉系统为目前治疗股骨粗隆间骨折主要方案。较传统内固定系统，其具有下列优势：①手术操作较简便，有效缩短手术时间；②不强求骨折端解剖对位，对骨折周围的血供予以充分保护，进而促进了骨折快速愈合；③定位系统更精确，手术创伤比较小，且出血量少；④髓内固定，增强稳定从而有效满足固定牢靠、早期功能活动等要求。此外，由于 PFNA 螺旋刀片骨量损失较小，且与骨质的有效接触面积较大，不易松动，为骨折的稳定性提供了良好基础，有效避免股骨头内切割应力，减小髋内翻、断钉等发生的风险。经综合分析，老年不稳定型股骨粗隆间骨折患者行手术治疗时，PFNA 可作为首选。PFNA 手术方案可显著缩短手术时间，减少术中出血量和并发症，提高治疗效果且具有操作简单、骨折固定稳固、创伤小、手术时间短等优势。

程细高教授点评

对于老年股骨粗隆骨折，PFNA 是目前治疗的有效方式。术后假体周围骨折患者更换加强型 PFNA 是一种良好选择，手术方案可显著缩短手术时间，减少术中出血量和并发症，提高治疗效果且具有

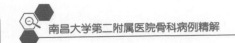

操作简单、骨折固定稳固、创伤小、手术时间短等优势，患者可在术后早期下地活动。

（高贵程）

参考文献

1. 孙小东，李俊豪，张帅.应用防旋股骨近端髓内钉微创治疗老年不稳定型股骨粗隆间骨折的疗效观察.按摩与康复医学，2015，6（15）：13-16.

2. 张义万，何智晶，刘颖.用PFNA闭合复位内固定术治疗股骨粗隆间骨折的有效性与安全性.当代医药论丛，2018，16（22）：95-96.

3. 张熙明，廉凯，陈科第.牵引床辅助下闭合复位PFNA固定治疗老年转子间骨折.生物骨科材料与临床研究，2014，11（03）：51-53.

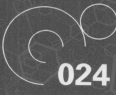

024

骨盆外架辅助复位联合通道螺钉固定治疗 Tile C₁ 型骨盆骨折 1 例

病历摘要

患者，女，15 岁。

[主诉] 高处坠落致全身多处疼痛、活动受限 3 天余。

[现病史] 患者 3 天前不慎从约 3 米高处坠落，臀部着地，当即感胸腹部、右髋部、臀部疼痛明显，伴双下肢活动受限，右下腹皮肤破溃，流鲜血。后被送至当地医院，急诊行 CT 检查示骨盆骨折、胸腔积液、肾挫伤。经简单处理伤口后转入我院继续治疗。

[既往史] 既往体健，否认高血压、糖尿病病史，否认肝炎、结核病史，否认其他病史，否认手术及输血史，否认食物及药物过敏史。

[体格检查] 体温 37.2 ℃，脉搏 80 次 / 分，呼吸 20 次 / 分，

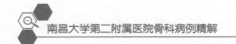
血压 120/80 mmHg，表情痛苦，神志清楚，右上腹皮肤擦伤，少许
渗液，右下腹可见约 3 cm 大小已缝合伤口，无明显红肿。脊柱生理
性弯曲存在，棘突及椎旁无明显压痛及叩击痛，双上肢血运、感觉
良好，肌力 5 级，肌张力正常，双侧髋部压痛及叩击痛阳性，以右
为甚。骨盆挤压分离试验阳性，双下肢活动及踝关节跖屈、背伸功
能尚可，足背动脉搏动存在，双侧髋关节活动度因疼痛无法配合检
查。双足血运及感觉正常。

[辅助检查] 骨盆 CT 检查：颅内未见明显出血，多发肋骨骨
折合并左胸腔积液，右肾挫伤合并包膜下积液，少量积血。多发腰
椎横突骨折，右髂骨、骶骨、耻骨上下支骨折，合并骶髂关节脱位
（图 24-1）。血常规：血红蛋白 83 g/L，红细胞压积 25.4%。

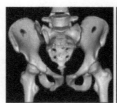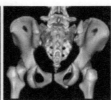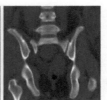

图 24-1 患者骨盆 CT

[诊断] 骨盆骨折，胸腔积液，肾挫伤，腰椎骨折，创伤后伤
口感染，皮肤挫伤，肋骨骨折，贫血。

[治疗] 肋骨骨折、肾挫伤采取保守治疗，骨盆骨折选择手术
治疗。

[随访] 患者经手术治疗后疼痛明显缓解，达到早期离床活动
的目的，减少卧床并发症，后期功能恢复良好。复查时行 X 线检查
示耻骨骨折复位良好，骶髂关节间隙两侧对称，达到良好手术效果，
内固定位置良好（图 24-2）。

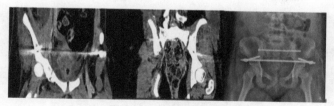

图 24-2　患者复查 X 线

病例分析

（1）骨盆骨折分型。目前临床常使用 Tile 分型来指导治疗及手术方式的制订。Tile 将骨盆骨折定义为稳定型与不稳定型骨折，两者之间有显著区别。不稳定型的后方骶髂部位疼痛发生率明显高于稳定型。下肢长度的差异显示了不稳定型的骨折畸形愈合率高。尽管骨盆骨折不愈合率尚未清楚，尤其是涉及骶髂关节的，但是发现接受切开复位稳定的患者愈合率较高。稳定型骨折患者通常恢复较好且致残率低。不稳定型骨折患者存在很多严重问题，如高死亡率及较多的疼痛所导致的功能障碍、畸形愈合及偶见的不愈合。

1）骨盆环稳定型骨折：此种骨折多为低能量骨折。如髂前上棘和坐骨结节撕脱骨折，因骨盆环完整，称为骨盆环稳定型骨折。

2）骨盆环部分稳定型骨折包括以下两种情况。①开书型骨折（前后挤压型骨折）：外旋外力作用于骨盆造成耻骨联合分离，但是前部损伤亦可以是耻骨联合附近的撕脱骨折或通过耻骨支的骨折。②侧方挤压骨折：根据损伤位置的前和后，侧方挤压损伤有几种类型，即前或后部损伤可以在同侧（Ⅰ型）；或者在对侧，产生所谓"桶柄"型损伤（Ⅱ型），"桶柄"型损伤有两种类型，即前后相对的损伤和四柱或骑跨骨折，即双耻坐骨支均骨折。

3）完全不稳定型骨折：不稳定型骨折意味着骨盆床的断裂，其

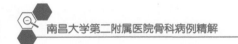

中包括后侧结构及骶棘韧带和骶结节韧带。此种损伤可为单侧，波及一侧后骶髂复合或可为双侧都受累。X线检查示第5腰椎椎体横突撕脱骨折或骶棘韧带附着点撕脱骨折。CT可进一步证实这种损伤。为明确诊断，建议所有病例都应用CT检查。

（2）骨盆骨折治疗方式的选择。经X线、CT等检查仔细评估，本例患者应为骨盆骨折 Tile C_1 型骨折，属于完全不稳定型骨折，目前临床皆建议手术治疗，但手术方式的选择有很多。

1）Tile C 型骨盆骨折多是高处坠落伤或交通伤导致的高能量损伤，是不稳定型骨盆骨折，后环移位的纠正是临床难题，既往多采用皮肤切开、直视下复位钢板螺钉固定，面临的最大问题是切口显露大、出血多。

2）通道螺钉技术和导航技术的发展解决了骨盆环不稳定型骨折或脱位的稳定固定和经皮置钉的难题，但是如何闭合复位却是尚未解决的另一个难题。通过平常业务学习及会议交流发现解放军总医院创伤团队设计建立了一套骨盆外架复位系统，可独立消毒，亦可在我院实施手术，考虑患者年幼，住院期间存在低热情况，为减少创伤及术后感染情况，故联系解放军总医院创伤团队成员指导，并借助骨盆骨折外架复位系统完成微创手术治疗。

🗒 矢庆明主任点评

Tile C_1 型骨盆骨折是非常严重的高能量损伤，单侧骨盆后环存在旋转和垂直向不稳定，即使切开直视下复位，做到解剖复位也是非常困难的。特别是目前基层医院的医师多不具备这种骨折的处理能力，需要辗转才能到达上级医院，导致很多骨盆骨折患者错过了接受治疗的最佳时间。

骨盆外架复位系统的优势：该系统作为手术复位工具，最大的优点在于骨折复位后，骨折复位的维持不再是手术人员，而是持续的牵引和与骨盆连接的长螺钉，手术人员不再需要与患者一起接受放射照射，也不会因为助手的疲劳导致骨折再移位。闭合复位，不切开暴露骨折部位，优势在于术中不出血，不增加由于出血和创面暴露带来的手术风险。

骨盆外架复位系统的劣势：该系统为专利产品，购买较为昂贵，且需要配置特殊手术床，外固定的安装及复位技巧需要特殊学习曲线，不利于广泛开展。

总之，临床医师在处理相关疾病过程中一定要注意个性化治疗，根据患者的各项情况制定合理、合适的治疗方案。本例患者后路采用骶髂关节螺钉、前路采用 LC-Ⅱ螺钉固定，很好地实现了微创手术的理念，减少了患者的创伤。

（仇志强　矢庆明　陈　华）

参考文献

1. 陈华，齐红哲，朱正国，等. 骨盆外架辅助复位联合通道螺钉固定治疗 Tile C₁ 型骨盆骨折. 中华创伤杂志，2018，34（10）：919-924.

2. 吴新宝. 不稳定骨盆骨折的治疗. 中华创伤杂志，2010，26（7）：577-580.

3. 陈华，唐佩福. 骨盆髋臼骨折微创治疗. 郑州：河南科学技术出版社，2016.

025
髋臼横行伴粉碎性后壁骨折 2 例

病历摘要

病例 1

患者，女，41 岁。

[主诉]　车祸致左髋部疼痛、活动受限 13 小时余。

[现病史]　患者约 13 小时前发生车祸，伤后感左髋部疼痛明显，左下肢不能活动，受伤后家人立即送往当地医院就诊，行髋关节正侧位 X 线检查示左髋臼骨折伴髋关节脱位，给予手法复位后患肢行股骨髁上牵引，余未予特殊处理。患者为求进一步治疗来我院，拟"左髋臼骨折伴髋关节脱位"收入我科住院。自起病以来，患者精神状态一般，睡眠稍差，饮食正常，小便正常，大便未解，体重无明显改变。

[既往史] 既往体健，否认高血压、糖尿病病史，否认肝炎、结核病史，否认其他病史，否认手术及输血史，否认食物及药物过敏史。

[体格检查] 生命体征平稳。骨盆挤压分离试验阳性。左髋部肿胀明显，未见皮肤破溃，左髋关节因疼痛拒绝行活动检查。左下肢呈内旋、内收畸形，压痛及纵轴叩击痛阳性，左下肢较右下肢短缩明显，末梢感觉、血运可。左膝关节、踝关节主被动活动可，左足背动脉搏动存在，各趾活动可。

[辅助检查] X 线、CT 示左髋臼粉碎性骨折并髋关节后脱位（图 25-1）。

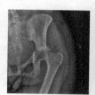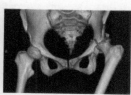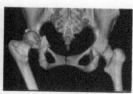

图 25-1 患者入院 X 线、CT

[诊断] 左髋臼粉碎性骨折并髋关节脱位。

[治疗] 当晚急诊行闭合复位及股骨髁上牵引术，术后行 X 线、CT 及三维重建检查（图 25-2），并进行 3D 打印骨折模型（图 25-3），最终使用后路 K-L 入路进行复位固定髋臼后柱，复位后横行骨折即复位，再复位髋臼后壁，由于后壁粉碎，将后壁碎块与股骨头匹配后使用细克氏针固定，表面缺损处取自体髂骨板覆盖，弹簧钩板加压，锁定重建保护后壁；前方取小切口髂窗及耻骨支处，打通隧道，予以锁定重建钢板固定髋臼前柱骨折，减少创面及手术损伤。

[随访] 患者定期随访，髋关节功能良好，行走无不适感。术后 X 线、CT 示左髋臼骨折复位固定良好（图 25-4）。术后 3 个月复查 X 线示骨折愈合良好，已下地行走（图 25-5）；术后 1 年复查显

示左髋间隙良好，未见明显创伤性关节炎及股骨头缺血坏死，左髋功能良好（图 25-6）。

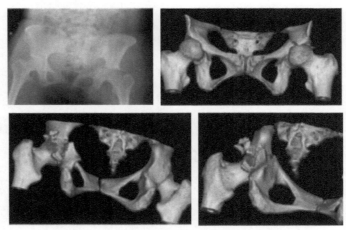

图 25-2　急诊复位后 X 线、CT 及三维重建

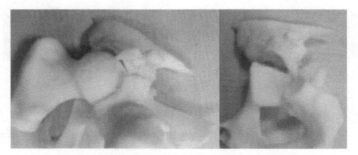

图 25-3　3D 打印再次确认患者为髋臼横行伴粉碎后壁骨折

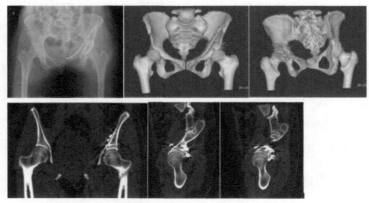

图 25-4　术后 X 线、CT

笔记

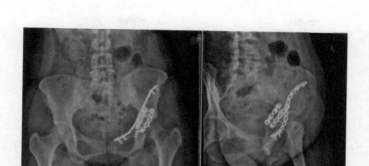

图 25-5　患者骨折术后 3 个月复查 X 线

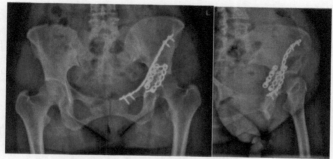

图 25-6　患者骨折术后 1 年复查 X 线

病例 2

患者，男，41 岁。

[主诉]　车祸致全身多处疼痛 7 小时。

[现病史]　患者约 7 小时前行走时不慎被汽车撞倒，当即感全身多处疼痛，立即被人送至当地医院就诊，当地医院给予清创、缝合等对症处理后送至我院急诊科就诊。来院时患者神志烦躁，立即行头部、胸部、腹部 CT 示左额部及颜面部软组织挫伤，左眼眶上壁骨折，双侧胸腔积液，双肺少量渗出（左为著）。左髋臼粉碎性骨折。X 线检查示左胫骨上段粉碎性骨折。急诊科考虑患者病情危重，以"多发性骨折"收入我院急诊 ICU 住院治疗。

[既往史]　既往体健，否认高血压、糖尿病病史，否认肝炎、

结核病史，否认其他病史，否认手术及输血史，否认食物及药物过敏史。

[体格检查]　体温 36.0 ℃，脉搏 111 次 / 分，呼吸 76 次 / 分，血压 111/76 mmHg，表情痛苦，神志浅昏迷，查体不合作。左眼眉弓外眼睑下外方可见约 8 cm 皮肤裂伤，已缝合，左眼睑皮肤青紫肿胀，结膜下片状出血水肿。胸廓无畸形，双肺呼吸音粗，左肺呼吸音低。骨盆挤压分离试验阳性，左髋、膝部肿胀明显，未见皮肤破溃，压痛及纵轴叩击痛阳性，患者神志不清，无法配合主动活动。

[辅助检查]　我院急诊 CT 示颅内未见挫伤及出血征象，左额部及颜面部软组织挫伤，左眼眶上壁骨折，双侧胸腔积液，双肺少量渗出（左为著）（图 25-7）。全腹部脏器平扫未见明显挫伤或出血征象；左髋臼粉碎性骨折。行 X 线检查示左胫骨上段粉碎性骨折。急查血常规：白细胞计数 30.81×10^9/L ↑，红细胞计数 3.67×10^{12}/L ↓，血红蛋白 117 g/L ↓，中性粒细胞百分比 84.8% ↑。凝血四项（2017-6-14）：凝血酶原时间 13.6 s ↑，凝血酶原活动度 66% ↓。急查肾功能＋急查电解质 I（血清）（2017-6-14）：钾 3.14 mmol/L ↓。

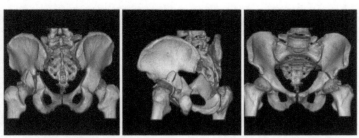

左髋臼横行粉碎性后壁骨折，骨折移位明显，关节腔可见游离骨块。

图 25-7　术前 CT

[诊断]　昏迷，多发性骨折（左髋臼、胫骨近端、眼眶），头部外伤，肺挫伤，胸腔积液（双），颜面皮肤开放性外伤，多处软组织挫伤，低钾血症。

[治疗] 患者生命体征平稳后邀请骨科会诊，予以左跟骨牵引，预想患者神志清楚后行手术治疗，但患者神志不清、谵妄 10 余天，中途因患者烦躁不安，牵引时常失效。患者病情平稳后行手术治疗，后路 K-L 入路进行复位固定髋臼后柱，复位后横行骨折即复位，再复位髋臼后壁，术中见股骨头及髋臼大范围软骨剥脱，股骨头变形，软骨面破损，清除游离细小的关节软骨，复位固定髋臼后柱后拼接好大的髋臼后壁游离骨块，选择合适长度的钢板固定骨折块。前方取小切口髂窗及耻骨支处，打通隧道，予以锁定重建钢板固定髋臼前柱骨折，减少创面及手术损伤。

[随访] 患者定期随访，骨折正常愈合，但髋关节功能不佳，目前行走疼痛，复查相关情况见图 25-8。

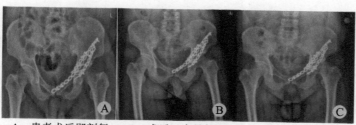

A：患者术后即刻复查 X 线示骨折复位良好

B：术后 3 个月复查示骨折愈合良好，股骨头顶端可见低密度影，关节间隙尚可

C：术后 18 个月复查示骨折愈合良好，关节间隙变窄，创伤性关节炎出现

图 25-8 术后复查

📋 病例分析

（1）髋臼骨折分型

由坠落伤或交通伤导致的骨盆、髋臼骨折约占全身骨折的 3.37%。明确损伤类型进而制订适宜的治疗方案是髋臼骨折获得良好预后的前提。目前临床常用的髋臼骨折分型包括 Letounel 分型和 AO 分型。

Letounel 于 1964 年提出了在临床上被广为接受的双柱理论，他将整个髋臼分为前柱和后柱，通过内侧的支撑柱与主骨相连，将髋臼骨折分为 5 种简单骨折和 5 种复杂骨折，简单骨折包括前壁骨折、前柱骨折、后壁骨折、后柱骨折、横行骨折，复杂骨折包括后柱 + 后壁骨折、横行 + 后壁骨折、前柱 + 后半横行骨折、"T"形骨折、双柱骨折。由于该分型涵盖了常见的髋臼骨折类型，在一定程度上有助于对手术入路的选择，现在已被骨科医师广泛应用。

（2）3D 打印技术在髋臼骨折术前评估中的应用

早期研究结果显示手术医师容易失误处为臼顶部小的嵌插骨块，以及臼顶部向近侧塌陷并外翻移位骨折块的复位和固定。前者术前影像学显示骨折面不清，医师术前往往不够重视，造成术中复位困难；后者则通常是由于 K-L 入路显露髋臼顶部不够充分，由于臼顶位置塌陷的骨折直视下看不到骨折线且又没有异常活动，经验欠缺者容易遗漏骨折块，导致术后复查发现骨折块复位不满意。研究认为在这两种情况下，3D 模型指导手术具有比较明显的优势，对于臼顶塌陷翻转小骨块，模型上可清晰显示骨块翻转情况；对臼顶嵌插塌陷的骨块，模型可清晰显示骨折块大小及移位情况；最大优势是可以模拟骨折块复位顺序，了解阻挡复位的骨块情况，使手术医师术前即可对骨折情况及骨折复位情况有充分预估，明显提高手术效率，避免骨折块复位和固定的遗漏。

（3）"弹簧钩"钢板在粉碎性后壁骨折中的应用

对髋臼后壁骨折行手术治疗时，术者必须充分认识到后壁骨折块血运的重要性，因血运的破坏导致骨折块坏死吸收，会使得股骨头脱位或与内固定物直接接触。笔者的经验是术中应注意保护骨折块的软组织附着，尽量不要将骨折块从关节囊完全分离。同时，髋臼内的碎骨块或软骨块应予以彻底清除，若不能完全取净会导致关节功能受损和异位骨化。术前影像学检查，特别是 CT 检查对了解关节内情况非常重要，术中予以透视排除关节内碎骨块和了解骨折复位情况。"弹簧钩"钢板的制作是将 1/3 管型钢板（或类似普通钢板）的螺钉孔中央剪断，且钢板至少留有 3 个螺钉孔以便螺钉固定，将 2 个尖端折弯 90°且尖端朝向臼缘压住小骨折块，钢板后方予以 1 ~ 2 枚螺钉固定。固定"弹簧钩"钢板时一定不要使尖端超过臼缘或过于靠近上唇，否则极易刺入关节面。有弧度的钢板轻微支撑在髋臼后壁，有动力支撑作用，2 个折弯的尖端起到点固定的作用，对小骨折块加压固定。一般需结合 1 个重建钢板垂直于"弹簧钩"钢板固定，以提高固定的牢靠性。

矢庆明主任点评

面对髋臼骨折一定要仔细评估 X 线及 CT，进行准确的骨折分型，X 线用于初步判断髋臼骨折的类型；髋臼骨折的准确分型依赖于 CT 重建技术，建立去除股骨头的图像可更好地帮助医师行临床髋臼骨折治疗；对于复杂髋臼骨折，可在 CT 基础上尝试 3D 打印，更好地制订个性化方案。

"弹簧钩"钢板技术并非适用于所有后壁骨折，但其丰富了髋臼后壁骨折手术治疗的内容，提供了一种有效可行的方法。尤其在后壁骨折块无法用螺钉固定或存在臼缘小型骨折块时，"弹簧钩"钢板技术结合重建钢板可以提供坚强、牢靠的固定，使得患者可以早期进行功能锻炼以恢复髋关节功能。

两例患者分型相似，但髋关节功能明显不同，其主要原因有：

第2例患者神志不清，无法很好地配合术前牵引治疗，下肢牵引时常失效；第2例患者合并胫骨近端粉碎性骨折，跟骨牵引无法达到有效牵引重量，导致患者谵妄等状态时股骨头、髋臼撞击严重，关节面受损严重，势必会在早期出现创伤性关节炎及股骨头坏死。

（仇志强　矢庆明）

参考文献

1. 崔昊旻，周东生.双尖钢板技术治疗髋臼后壁骨折.国际外科学杂志，2014，41（11）：733-736.

2. 王鹏飞，庄岩，李忠，等.3D打印技术在复杂髋臼骨折术前设计中的应用.中国骨与关节损伤杂志，2017，32（2）：172-173.

3. 侯志勇，张瑞鹏，张英泽.基于三柱构成理念的改良髋臼骨折分型.中华创伤杂志，2018，34（1）：6-10.

026
膝骨性关节炎
（膝关节内翻畸形）1例

病历摘要

患者，女，49岁。

[主诉] 右膝关节疼痛2年，加重1月余。

[现病史] 患者2年前无明显诱因出现右膝关节疼痛，为阵发性锐痛，劳累活动后诱发加重、休息后缓解，无下肢麻木感，无畏寒、发热等症状。当时未重视，未予特殊治疗。后症状间断发作，逐渐加重。至1个月前症状再发，性质同前，疼痛难忍，遂来我院就诊，行X线检查示右膝关节骨性关节炎，门诊拟"右膝关节骨性关节炎"收治入院。患者自起病以来，精神稍差，食欲尚可，睡眠一般，大小便可，近期体重无明显变化。

[既往史] 既往体健，否认高血压、糖尿病病史，否认肝炎、

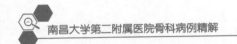
结核病史，否认其他病史，否认手术及输血史，否认食物及药物过敏史。

[体格检查] 体温 37.0 ℃，脉搏 84 次 / 分，呼吸 24 次 / 分，血压 135/90 mmHg。患者神志清楚，精神尚可，心、肺、腹未见明显异常。脊柱外观无明显畸形，无压痛、叩击痛。双上肢未见明显畸形，感觉、血运正常，诸肌肌力 5 级。双下肢未见明显异常。右膝皮肤无肿胀、淤斑，皮温正常；右膝关节活动尚可，活动时稍有疼痛，无弹响，右膝内侧间隙轻压痛可及，浮髌试验阴性，前、后抽屉试验阴性，侧方应力试验阴性，麦氏征阳性可疑，过伸过屈试验阴性。左膝未见明显异常，双侧肌力正常，末梢血运、感觉尚可；双侧膝反射及踝反射正常，Babinski 等病理征未引出。

[辅助检查] 实验室检查：白细胞计数 6.59×10^9/L，中性粒细胞百分比 44.55%。下肢 X 线检查：右膝关节稍内翻，双膝退变。右膝关节 MRI：右膝股骨远端慢性损伤，右膝外侧半月板前角损伤，右膝髌上囊积液。术前测量：解剖胫骨近端内侧角为 81.3°，术前设计见图 26-1。

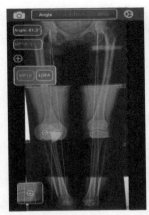
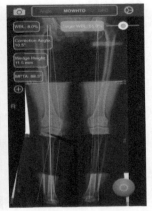

术前设计修正角度 10.5°，设计截骨高度 11.5 mm，力线偏外 55.0%。

图 26-1 术前设计

[诊断] 右膝骨性关节炎（膝关节内翻畸形），右膝半月板损伤，右膝关节滑膜炎。

[治疗] 患者手术指征明确，入院后完善相关检查，明确无手术禁忌证后，于手术室全身麻醉下行"右膝胫骨高位截骨术＋关节镜下半月板成形术＋关节镜下膝关节探查术"，开放性手术前先使用关节镜行膝关节探查（图26-2），见右膝关节内侧间室软骨面剥脱、外侧间室软骨面正常存在，遂行胫骨高位截骨术。患者术中生命体征平稳，术后切口愈合良好，术后予以消肿、镇痛、预防性使用抗菌药物抗感染等治疗，术后制动保护，指导患者进行适当功能锻炼。

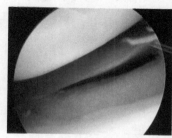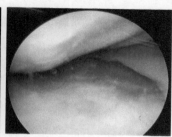

图 26-2 关节镜检查

[随访] 术后复查血常规、C反应蛋白等炎症指标，见炎症指标逐渐降至正常范围；术后复查膝关节正侧位X线，见钢板固定牢靠，位置良好（图26-3）；术后复查下肢X线，测量下肢力线情况，见下肢力线位置良好（图26-4）；术后1年复查骨愈合及下肢功能情况，见恢复满意，症状缓解明显。

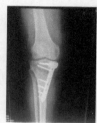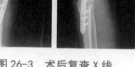   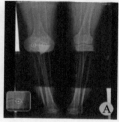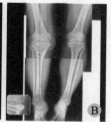

图 26-3 术后复查 X 线   A：术前   B：术后 X 线恢复

较满意

图 26-4 下肢力线

病例分析

骨性关节炎（osteoarthritis，OA）是老年人最常见的慢性疾病之一，以膝关节骨性关节炎（knee osteoarthritis，KOA）为甚，其发病与性别、年龄、肥胖、过量活动、地区等因素有关。其中单侧间室的 KOA 以内侧常见，正常人膝关节内侧间室压力为 60% ～ 65%，其余的负荷压力则由关节外侧支撑，因此，内侧单间室 KOA 常表现为膝内翻畸形。内翻畸形带来力线的偏移，加重了侧副韧带损伤及前、后交叉韧带损伤，过多的负重亦导致软骨磨损消失，也可引起副韧带松弛，进而加剧 KOA 的病变。临床上，我们可以采用胫骨高位截骨术（high tibial osteotomy，HTO）来调整膝关节负重力线，以达到纠正 KOA 患者的内翻畸形，从而延缓症状。

（1）KOA 的常见病因：KOA 发病病因可分为原发性与继发性。原发性发病机制尚不明确，主要病理表现为关节软骨破坏、关节间隙变窄、关节面骨赘形成及滑膜炎症；发病可能与年龄、体重、性别、高强度活动、地理因素、金属蛋白酶、细胞因子、微 RNA 等因素有关。继发性则大多由于先天性畸形、创伤、关节面后天性不平整、关节不稳定、关节畸形引起的关节面对合不良（如膝内翻、膝外翻）所致，是关节局部原有病变基础上发生的骨性关节炎。

（2）KOA 的诊断及鉴别诊断：诊断主要依据临床表现和 X 线检查，并排除其他炎症性关节疾病，主要包括临床标准及临床加放射学标准。临床标准：具有膝痛并具备以下 6 项中至少 3 项可诊断，①年龄≥ 50 岁；②晨僵＜ 30 分钟；③骨摩擦感；④骨压痛；⑤骨性肥大；⑥膝触之不热。临床加放射学标准：具有膝痛和骨赘并具备以下 3 项中至少 1 项可诊断，①年龄≥ 40 岁；②晨僵＜ 30 分钟；③骨摩擦感。其鉴别诊断主要应与类风湿性关节炎、银屑病关节炎、

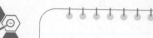

假性痛风等鉴别。

（3）KOA 的治疗：阶梯治疗原则。对于早期保守治疗有效的患者尽量行保守治疗，包括休息、避免关节过大负荷运动、减轻体重、适当理疗、非甾体类药物治疗、保护软骨药物治疗、关节腔内封闭治疗、关节腔内玻璃酸钠注射、富血小板血浆治疗等。手术治疗需严格掌握适应证，不可盲目手术。对于早期症状较轻的患者，可以考虑关节镜下行关节清理以改善症状。开放性手术中，对于年龄较轻、内侧间室症状较重、内翻畸形明显、外侧间室良好、膝关节活动范围尚可等的患者，可以考虑行胫骨高位截骨术（HTO）。近年来，对于内侧间室退变为主、年龄较轻的患者，腓骨近端截骨术越来越受欢迎；对于年龄＞55岁，仅存在关节内侧间室磨损、无骨性畸形等的患者，适合行单髁置换术（unicompartmental knee arthroplasty，UKA）；对于年龄偏大，存在广泛而明显的骨性关节炎、症状严重、存在较明显活动受限等的患者，可考虑行全膝置换术（total knee replacement，TKA）。总之，KOA 的治疗要根据患者目前疾病的进展状况，结合患者自身要求、意愿及社会环境、经济因素等综合考量决定（表 26-1）。

表 26-1　HTO、UKA 及 TKA 适应证

HTO	UKA	TKA
* 男性＜65岁，女性＜55岁	* 年龄＞55岁	* 年龄＞75岁
* 存在先天性胫骨干骺端内翻畸形（TBVA＞5°）	* 仅存在关节内磨损，无骨性畸形	* 广泛和明显的膝关节骨性关节炎
* 外侧间室完好	* 韧带完好（如 ACL，MCL）	* 日常活动出现显著持续疼痛
* 膝关节活动范围接近正常（手术可矫正 10° 的屈曲挛缩）	* 内翻畸形在屈曲 20° 外翻应力可以纠正	* 可存在伸直或屈曲受限
* 非吸烟患者	* 外侧间室完好	* 可存在轴线偏移和骨缺失
* 可耐受一定程度的疼痛	* 膝关节活动范围接近正常	* 活动水平和活动范围期望值不高
* 可存在 ACL 或 PCL 缺陷（对此手术可予处理）	* 无炎症性膝关节炎	
* 更适合于 BMI＜30 的患者	* 更适合于 BMI＜30 的患者	

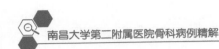

陶军教授点评

  病例中的患者为膝关节内翻所导致的膝关节内侧间室骨性关节炎。对于 KOA 患者，治疗包括保守治疗及手术治疗，原则上应根据患者目前疾病进展及自身要求来决定治疗方式，尽可能用小代价的治疗方式来治疗。本例患者，根据术前评估，其解剖胫骨近端内侧角为 81.3°、力线内偏明显，综合考量年龄、活动度等因素，适合行 HTO。我们在开放性手术前，使用关节镜行关节内的探查，见内侧间室软骨面损伤明显，外侧间室较完整，亦印证了手术的合理性。对于手术而言，术前的评估与设计至关重要，应严格遵循适应证，做好矫正量的设计（图 26-5）。在手术操作时，应注意切口入路的选择，避免损伤鹅足肌腱及周围神经血管，术中操作应细致到位，固定应安全可靠。术中及术后应注意检查矫形效果，复查术后下肢力线。相较于 UKA、TKA，HTO 简单易行，针对性强，价格低廉，纠正力线效果好，但由于 HTO 的适应证较窄，故术前病例的选择应非常谨慎。

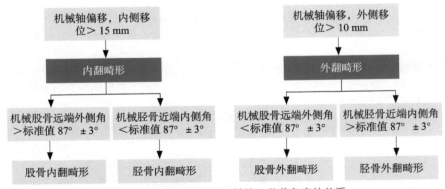

图 26-5 下肢畸形与下肢轴线、关节角度的关系

（陶 军 谢黎峰）

参考文献

1. FUJISAWA Y，MASUHARA K，SHIOMI S. The effect of high tibial osteotomy on osteoarthritis of the knee. An arthroscopic study of 54 knee joints. Orthop Clin North Am，1979，10（3）：585-608.

2. COVENTRY M B. Osteotomy of the upper portion of the tibia for degenerative arthritis of the knee. A preliminary report.1965. Clin Orthop Relat Res，1989，47（248）：4-8.

3. ROOS E M，JUHL C B. Osteoarthritis 2012 year in review：rehabilitation and outcomes. Osteoarthritis cartilage，2012，20（12）：1477-1483.

4. 陈加荣，李凭跃.膝关节骨性关节炎的阶梯治疗原则.中国骨科临床与基础研究杂志，2018，10（1）：53-57.

5. 张世峰，金群华.胫骨高位截骨术治疗膝内侧单间室骨性关节炎的研究进展.中华老年骨科与康复电子杂志，2018，4（5）：312-316.

027
肩关节脱位 1 例

病历摘要

患者，男，48 岁。

[主诉] 摔伤致右肩关节脱位、疼痛，伴活动受限 6 天。

[现病史] 患者 6 天前不慎摔伤致右肩关节前向脱位、疼痛，伴活动受限，疼痛为持续性锐痛，活动肩关节时加重、休息后缓解，偶伴右上臂麻木感，摔伤后不伴头晕、头痛、畏寒、发热等症状。在当地县人民医院行右肩手法复位术，未行其他特殊治疗。患者为求进一步诊疗，特来我院就诊，门诊行双肩关节 CT 检查示右肩胛骨撕脱性骨折，遂拟"右肩胛骨骨折"收治入院。患者自起病以来，神志、精神可，饮食、睡眠一般，大小便可，近期体重无明显变化。

[既往史] 既往身体条件一般。高血压病史 5 年余，血压最高

达 155/90 mmHg，未规律检测及治疗。否认其他疾病史，否认手术及输血史，否认药物及食物过敏史。

[体格检查]　体温 36.6 ℃，脉搏 82 次 / 分，呼吸 16 次 / 分，血压 146/68 mmHg。患者神志清楚，精神尚可，心、肺、腹未见明显异常。脊柱生理性弯曲存在，无压痛、叩击痛。双上肢等长无畸形。右肩关节较左肩关节肿胀明显，右肩关节周围压痛可及，皮温稍高，外敷敷料包扎中。右肩关节因疼痛，各方向活动受限明显。右肩外展、外旋恐惧试验阳性，因患者肩关节疼痛明显，Job 征、Neer 征、Hawkins 征等查体不配合。右上肢运动、血运尚可，其余肢体未见明显异常。生理反射正常存在，病理反射未引出。

[辅助检查]　实验室检查：全血 C 反应蛋白 4.57 mg/L，白细胞计数 7.72×10^9/L，中性粒细胞百分比 66.5%。双肩关节 CT 平扫及三维重建示右肩胛骨撕脱性骨折（图 27-1）。右肩 MRI 示右肩胛盂骨折，周围骨质水肿。双上肢肌电图示右上肢臂丛神经轻 – 中度损伤、累及上干为主。

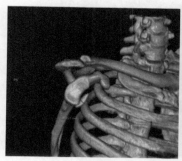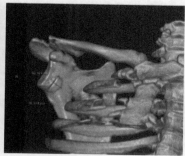

图 27-1　患者术前 CT 三维成像

[诊断]　右肩关节前向脱位（骨性 Bankart 损伤），右肩胛骨骨折（肩胛盂骨折），右臂丛神经损伤，高血压 1 级。

[治疗]　患者手术指征明确，入院后完善相关检查，明确无手

术禁忌证后，于手术室全身麻醉下行右肩关节镜下肩胛盂骨折复位内固定术＋关节镜下盂唇固定术，术中见活动撕脱性肩胛盂骨折块，于肱骨适当位置打磨新鲜化后置入盂唇锚钉，以关节镜缝线将骨折块固定于撕脱原位。患者术中生命体征平稳，术后切口愈合良好（图27-2），术后予以甘露醇消肿、酮咯酸氨丁三醇镇痛等治疗，术后制动保护，指导患者进行适当功能锻炼。

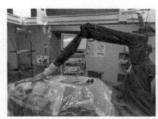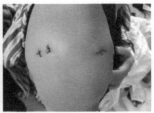

图 27-2　术中患者体位及术后小切口

［随访］　术后第 1 天及第 3 天复查血常规、C 反应蛋白、红细胞沉降率等炎症指标，由术后第 1 天高值下降。术后复查双侧肩关节 CT 示撕脱性骨折块复位较满意（图 27-3）。

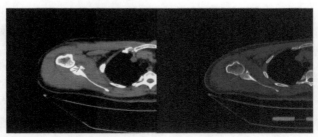

图 27-3　术前、术后 CT

病例分析

Bankart 损伤是诱发复发性肩关节前向脱位的常见病理原因，发生率在 53% 以上。骨性 Bankart 损伤即指肩关节前向脱位时，前下方的关节囊盂唇复合体撕脱并带有肩胛盂前缘的骨块，而前下盂唇骨性缺损的宽度超过盂长度的 21% 会引起不稳，缺损面积超过盂的 30% 则需行骨移植以补充增加盂面。一般认为，肩胛盂骨缺损 ≤ 25% 可进行关节镜 Bankart 修复术；肩胛盂骨缺损 > 25%，需进行骨移植恢复肩胛盂宽度，增加盂的接触面积，如 Latarjet 术式等。本例患者肩胛盂骨缺损面积约为 25%，对于开放性手术来讲，其骨性缺损组织过小；对于关节镜手术来讲，其骨性缺损组织偏大，这种骨缺损大小较为少见，关节镜手术难度亦较大。

肩关节前向脱位的常见病因：①较大的突然暴力创伤引起的关节脱位或半脱位；②长期的慢性创伤，如需要长期进行肩关节大范围高强度运动的运动员，其长期的慢性损伤有可能导致盂唇、关节囊的撕裂，甚至可以导致关节盂的骨折；③无明显创伤的关节脱位，这类患者可能与先天性关节囊松弛、骨性结构因素、周围肌肉活动水平的变化及精神因素有关。

肩关节前向脱位的诊断及鉴别诊断：肩关节脱位的诊断需要依赖完整的病史、体格检查及影像学检查。如果患者为急性损伤，病史询问时需要注意询问受伤时患肢的体位、受力方向及是否自行复位。关节复位后查体时需要注意是否合并有神经血管损伤，尤其是腋神经，对于关节周围骨性及软组织的触诊也较为重要，对于关节活动度，特别是肩关节外旋位的活动需要关注，查体时也需要注意肩袖的查体情况，避免遗漏。影像学检查中肩关节 X 线有遗漏骨性 Bankart 损伤的可能，需要完善肩关节 CT 及三维重建检查避免遗漏并进行术前评估，也应完善肩关节 MRI 检查，以评估肩袖等周围软组织的损伤情况，同时也可完善上肢肌电图检查，以评估上肢周围神经的损伤情况。

肩关节前向脱位的治疗：治疗分为保守治疗和手术治疗。对于

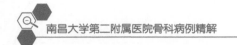

年轻人的初发脱位，可以考虑保守治疗，最常用做法为三角巾悬吊固定 3～4 周，但保守治疗的复发率极高，20 岁以下患者的复发率达 90% 以上，运动员的复发率则更高。对于复发性合并有 Bankart 损伤的脱位，主流的观点则是手术治疗。手术治疗分为开放性手术及关节镜手术治疗，术式的选择依赖于完整的影像学检查，以判断是否存在骨缺损的情况、盂唇撕裂的类型及范围、关节囊是否完整、是否合并有肩袖损伤和 SLAP 损伤。

陶军教授点评

本例患者为急性创伤导致的肩关节脱位，合并有骨性 Bankart 损伤、臂丛神经损伤，术前 MRI、CT 及三维重建已明确病因，诊断明确。临床上，对于骨性 Bankart 损伤，肩胛盂骨缺损 ≤ 25% 者可进行关节镜 Bankart 修复术；肩胛盂骨缺损 ＞ 25% 者，需进行骨移植恢复肩胛盂宽度，增加盂的接触面积。此例患者为肩胛盂骨折，骨缺损面积达 25%，对于开放性手术而言，其骨块较小，手术暴露较为困难，特别是对于肌肉发达的青年运动员，操作难度大。而对于关节镜手术而言，撕脱骨块较大，临床上使用关节镜行此类手术较为少见，但镜下术野暴露较开放性手术优秀，同时具有手术创伤小、恢复快等优点。

（陶　军　谢黎峰）

028
关节镜下治疗髋关节周围钙质沉着症 2 例

病历摘要

病例 1

患者，女，60 岁。

[主诉] 右髋关节疼痛 2 年，加重半年。

[现病史] 患者 2 年前无明显诱因出现右髋关节疼痛，呈持续性胀痛，保守治疗无效，近半年加重，且逐渐影响日常生活，无发热，无肢体感觉异常等其他特殊不适。

[既往史] 既往体健，否认高血压、糖尿病病史，否认肝炎、结核病史，否认其他病史，否认手术及输血史，否认食物及药物过敏史。

[体格检查] 双下肢未见明显畸形，皮温正常，右腹股沟有压痛，右髋伸直正常、屈曲受限（约 90°），内旋受限（约 15°），外展受

限（约 40°），右髋"4"字征阳性。

[辅助检查]　X 线与 CT 示右髋臼外缘高密度影（图 28-1A），
MRI 示钙化物质沉积在右髋关节中的关节囊与盂唇之间（图 28-1B），实验室检查示白细胞正常，C 反应蛋白 1.35 mg/L，尿酸正常。

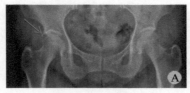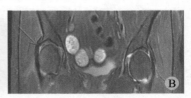

A：X 线　　　　　　　　　B：MRI

图 28-1　右髋关节 X 线及 MRI

[诊断]　右髋关节周围钙质沉着症。

[治疗]　患者通过髋关节镜手术完全去除盂唇和关节囊之间
的钙沉积，术中关节盂唇下方见白色"牙膏"样物质从病灶内溢出
（图 28-2），关节盂前外侧骨赘轻度增生，予以打磨。术后复查
X 线钙化灶完全消失（图 28-3）。术后 6 天出院，术后 4 个月随访
查体时患髋的症状消失。

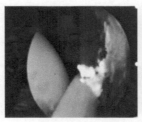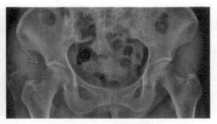

图 28-2　术中所见　　　　　　图 28-3　术后复查 X 线

病例 2

患者，女，53 岁。

[主诉]　左髋关节疼痛、活动受限 6 年余，加重 9 个月。

[现病史]　患者自诉于 6 年余前无明显诱因出现左髋关节疼痛，
呈持续性胀痛，当地医院予以非甾体抗炎药、理疗等对症处理，症

状无缓解。近9个月患者感觉症状加重，且逐渐影响日常生活，无发热，无肢体感觉异常等其他特殊不适。

[既往史]　既往体健，否认高血压、糖尿病病史，否认肝炎、结核病史，否认其他病史，否认手术及输血史，否认食物及药物过敏史。

[体格检查]　双下肢未见明显畸形，皮温正常，无明显压痛、叩击痛，左髋伸直、屈曲活动正常，内旋受限（约15°）、外展受限（约50°），左髋"4"字征阳性。

[辅助检查]　X线、CT示左髋臼外缘高密度影，MRI示钙化物质沉积在左髋关节中的关节囊与盂唇之间（图28-4），实验室检查示白细胞正常，红细胞沉降率18 mm/h，C反应蛋白7.17 mg/L，尿酸正常。

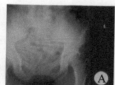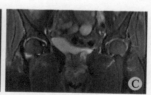

A：X线　　　　　B：CT　　　　　　C：MRI

图28-4　术前X线、CT及MRI

[诊断]　左髋关节周围钙质沉着症。

[治疗]　入院后经常规术前检查及准备，在全身麻醉下行髋关节镜治疗，术中关节盂唇下方见白色"牙膏"样物质从病灶内溢出，关节盂前外侧骨赘轻度增生，予以病灶清除，术后复查X线钙化灶完全消失（图28-5），术后第2天左髋关节疼痛明显减轻，VAS疼痛评分2分，术后第3天可下地行走，4天出院。术后4个月随访发现活动没有受限。

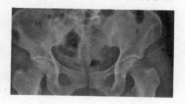

图28-5　术后复查X线

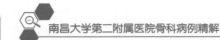

病例分析

（1）病因：髋关节钙质沉着症的病因不清楚，目前认为创伤、遗传和局部代谢与该病有一定相关性。

（2）病理：钙质沉着症是不溶性钙盐沉积于组织所产生的疾病，1855年由Virchow首先描述。不溶性磷酸钙和羟基磷灰石晶体沉积在细胞间质中，矿化过程首先与弹性纤维的微纤维连接，然后，多形晶体的花状排列在单胶原纤维周围产生。沉积物经历了一个进化阶段（预成阶段、形成阶段的钙化阶段、静息阶段和再吸收阶段以及后期阶段），最终重塑正常组织。在再吸收阶段，破裂钙化沉积物在其周围引起炎症反应，形成血管化组织。该钙化似牙膏，可漏入相邻的关节囊空间，往往导致疼痛。

（3）诊断：充分的病史和体格检查是诊断的第一步，也是最重要的步骤。X线在形成阶段或在再吸收阶段期间均显影。CT可能有助于评估骨质受累，MRI能显示软组织和组织水肿。这些方法可以降低误诊概率，并可以评估关节内病变。

（4）鉴别诊断：外侧髋关节疼痛的鉴别诊断包括腰椎疾病、应力性骨折、股骨头坏死、转子滑囊炎、骨性关节炎、肿瘤和感染。

（5）治疗：其治疗策略与钙化性肌腱炎有所不同。钙质沉着症虽然被广泛接受为自限性疾病，但也有一些难治性患者需要治疗，主要包括保守治疗，也包括休息、冷敷/热敷、物理治疗、非甾体抗炎药物或体外冲击波疗法及局部使用类固醇或麻醉剂注射关节镜手术，开放性手术切除是通常选用的方法。其中，髋关节镜手术是治疗髋关节钙质沉着症的有效和有前途的治疗方法。

陶军教授点评

　　在上述 2 例病例中，我们认为这种持续的疼痛是慢性症状的指标，且保守治疗无效，因而决定选择手术治疗。此外，体格检查和影像学评估揭示了钙化在关节囊与盂唇之间，髋关节镜下切除提供了一种微创方法，该方法对患者干扰最小，恢复快。精确的术前诊断 X 线和 MRI 成像是必要的，是取得良好效果的基础。髋关节镜检查与治疗对于髋关节周围钙质沉着症是正确的选择。

（陶　军　谢黎峰）

参考文献

1. UHTHOFF H K，SARKAR K，MAYNARD J A. Calcifying tendinitis：a new concept of its pathogenesis. Clin Orthop Relat Res，1976（118）：164-168.

2. CALLAGHAN B D. Unusual calcification in the region of the gluteus medius and minimus muscles. Austr Radiol，1977，21（4）：362-366.

3. RUPP S，SEIL R，KOHN D. Tendinosis calcarea of the rotator cuff. Der Orthopäde，2000，29（10）：852-867.

4. JONES G B. Acute episodes with calcification around the hip joint. J Bone Joint Surg Br，1955，37-B（3）：448-452.

5. PENG X，FENG Y，CHEN G，et al. Arthroscopic treatment of chronically painful calcific tendinitis of the rectus femoris.Eur J Med Res，2013，18（1）：49.

029
经关节镜治疗巨大肩袖撕裂 1 例

病历摘要

患者，男，64 岁。

[主诉]　外伤致右肩关节疼痛、活动障碍 3 月余。

[现病史]　患者 3 个月前因外伤致右肩关节着地，当时患者即感右肩关节疼痛并活动受限，活动时疼痛加重，休息制动时好转，无明显放射痛，无发热、上肢麻木、恶心、呕吐等其他不适。患者随即被家人送往当地医院诊治，行 X 线、CT 检查未见明显骨折，给予保守对症支持治疗。经过保守治疗，患者肩关节疼痛始终无明显缓解，并且逐渐出现上肢无力症状，遂来我院就诊，行 MRI 检查示右冈上肌肌腱、冈下肌肌腱异常信号，考虑撕裂可能；右肩锁关节

及右肩关节退变；右肩峰下滑囊及肩关节腔见少许积液。遂拟"右肩袖损伤"收治入院。患者自起病以来，神志精神、饮食、睡眠较差，大小便正常，近期体力、体重无明显变化。

[既往史]　患者身体情况良好，否认其他疾病史，否认手术及输血史，否认药物及食物过敏史。

[体格检查]　体温 36.7 ℃，脉搏 88 次 / 分，呼吸 18 次 / 分，血压 136/78 mmHg。神志清楚，心、肺、腹未见明显异常，脊柱生理性弯曲存在，各棘突间无压痛、叩击痛及纵向叩击痛。右肩关节无肿胀，无淤斑。前方压痛阳性。活动受限，以前屈、外旋、外展活动受限（主动为前屈 10°、外旋 45°、外展 20°，被动为前屈 90°、外旋 45°、外展 90°）。右肩外展、外旋恐惧试验阳性，Job 征阳性，Neer 征阳性，Hawkins 征阳性，Lift-off test 抬离试验阳性，将军压腹试验阳性。双上肢等长、无畸形，右上肢末梢感觉、运动、血运可。其余肢体未见明显异常。生理反射存在，病理反射未引出。

[辅助检查]　我院 MRI 检查示右冈上肌肌腱、冈下肌肌腱异常信号，考虑撕裂可能；右肩锁关节及右肩关节退变；右肩峰下滑囊及肩关节腔见少许积液（图 29-1）。

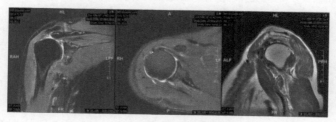

图 29-1　患者术前 MRI

[诊断]　右肩袖损伤。

[鉴别诊断]　①风湿性肩关节炎：好发于女性，常有静息痛，

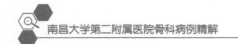

伴晨僵，与天气变化有一定关系，风湿四项检查常有异常指标。
②肩关节肿瘤：病程较短，好发于中青年，疼痛较剧烈，常有夜间
痛，影像学检查可以进一步鉴别。③肩关节脱位：外伤后肩关节疼
痛、活动受限，常伴有肩关节畸形，肩关节正常生理解剖结构消失，
结合影像学检查可鉴别。

[治疗]　患者入院后完善相关检查，诊断明确。遂在全身麻醉
下行右肩关节镜下肩袖修补术＋关节镜下肩关节松解术＋关节镜下
肱二头肌肌腱长头切断术＋关节镜下肱二头肌肌腱长头转位固定术
＋关节镜下肩关节病损切除术。手术过程顺利，术中见肩袖巨大撕裂
并挛缩，遂予以修补并锚钉固定，肱二头肌肌腱转位加强固定。术
后给予患者右肩关节支具固定并指导患者逐步进行功能锻炼。术后
MRI 检查示肩袖修补良好（图 29-2）。右肩关节疼痛明显减轻，顺
利出院。

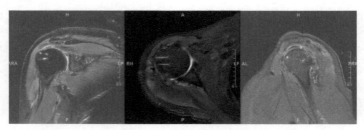

图 29-2　患者术后 MRI 检查

病例分析

肩袖是由冈上肌、冈下肌、小圆肌和肩胛下肌组成的联合肌腱
结构组成，包绕肱骨头，因形状酷似袖口而得名。肩袖撕裂是肩部
最常见的疾病之一，随着人口老龄化加剧、外伤、体育运动事业的
发展，肩袖撕裂的发病率逐年增高。据统计，在 60 岁以上人群中，

肩袖损伤发生率约为 30%，而在 80 岁人群中翻倍为 60%。在美国，每年的肩袖损伤手术约 450 000 台，直接医疗花费超过 70 亿美元/年。随着医疗技术的成熟，美国目前关节镜下肩袖修补术已经逐渐替代了传统开放性手术，占比达 95%。

　　如果肩袖撕裂范围大于 5 cm 或者至少两根肌腱完全撕裂，则定义为巨大肩袖撕裂（massive rotator cufftear，MRCT）。本例患者关节镜下探查见巨大肩袖撕裂并且冈上肌腱严重回缩至关节盂边缘，通过组织抓钳难以将肌腱拉回足印区。同时在盂肱关节中探查见肱二头肌长头肌腱（long head of biceps tendon，LHBT）关节腔部分具有连续性，有一定的力学强度，肌腱质量良好，所以我们手术中在全内镜条件下建立常规肩关节入路，清理肩峰下滑囊，形成肩峰，充分松解肩袖，将肱二头肌肌腱长头切断并清理肩袖足印区，在一定张力条件下将肱二头肌长头肌腱转位至冈上肌腱足印区近关节面处，再将冈上肌腱修复缝合。患者术后症状缓解明显，定期随访患者恢复良好。

郝亮教授点评

　　巨大肩袖撕裂常伴有肱骨头上移、肩袖脂肪浸润、撕裂肌腱粘连并瘢痕化，甚至发展为巨大不可修复肩袖撕裂。巨大不可修复肩袖损伤是目前骨科运动医学专业的热点和难点，其治疗方案多种多样，包括关节镜下清理术、上关节囊重建术、肩袖部分修复术等。目前，由我国陈世益教授发明的肱二头肌长头腱转位固定辅助替代上关节囊重建（Chinese way）得到了世界的认可。本例患者采用 Ⅱ 型 Chinese way 治疗，术中充分清理炎性滑膜组织、肩峰下减压，最

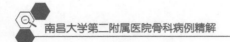
后行肩袖修补，手术过程顺利，术后给予冰敷、功能锻炼等治疗，效果明显。术后患者 VAS 评分、UCLA 评分、FUSS 评分均较术前明显改善，说明 Chinese way 治疗肩袖损伤效果确定。

（郝 亮 李 晨）

030
胫骨高位截骨术 1 例

病历摘要

患者，男，53 岁。

[主诉] 因左膝关节疼痛、活动障碍 10 个月。

[现病史] 患者 10 个月前无明显诱因出现左膝关节疼痛，疼痛主要以膝关节内侧疼痛明显，为钝性疼痛，疼痛活动时加重，尤其是在负重和上下楼梯时明显，休息时好转，伴有膝关节活动受限，以膝关节屈曲受限显著，无发热、下肢麻木、恶心、呕吐等其他不适。患者在当地医院接受了中医药外敷、关节腔注射玻璃酸钠等治疗，效果欠佳。患者遂来我院就诊，我院行 X 线检查示双膝关节退行性变、膝关节内翻畸形。膝关节 MRI 检查示左膝内侧半月板后角撕裂，外侧半月板后角 II 度变性；左膝骨性关节炎；左膝关节腔及髌上囊积液。

笔记

遂拟"左膝关节膝内翻"收治入院。患者自起病以来，神志精神、饮食、睡眠可，大小便正常，近期体力、体重无明显变化。

[既往史]　患者身体情况良好，否认其他疾病史，否认手术及输血史，否认药物及食物过敏史。

[体格检查]　体温 36.6 ℃，脉搏 90 次 / 分，呼吸 18 次 / 分，脉搏 126/66 mmHg。神志清楚，心、肺、腹未见明显异常，脊柱生理性弯曲基本正常，各棘突无压痛及叩击痛，脊柱活动度正常。双上肢对称等长，未见明显肿胀、畸形，肌力、肌张力及反射正常，各关节活动自如，感觉及血运正常，Hoffmann 征阴性。膝部皮温均正常，左膝稍肿胀，膝关节及周围皮肤无发红、瘢痕、色素沉着及窦道、异常分泌物等。左膝关节周围压痛阳性，以内侧关节间隙明显，麦氏征阳性，屈曲活动受限。双膝浮髌试验阴性，双侧髌骨摩擦征阴性，前、后抽屉试验及内、外侧侧方应力试验均阴性；下肢肌力感觉和末梢血运正常，下肢其余关节活动范围正常。

[辅助检查]　我院行 X 线检查示双膝关节退行性变（图 30-1）。MRI 检查示左膝内侧半月板后角撕裂，外侧半月板后角 II 度变性；左膝骨性关节炎；左膝关节腔及髌上囊积液。

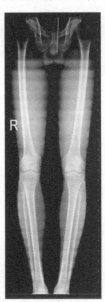

图 30-1　患者术前下肢 X 线

[诊断]　左膝关节膝内翻，左膝关节骨性关节炎，左膝陈旧性半月板损伤。

[鉴别诊断]　①化脓性关节炎：多数有明确的外伤史，常致膝关节肿痛，活动时加剧，肿胀表现不呈交替性改变。患者起病急剧，体温可达 39 ℃。患膝红肿热痛表现明显，并可伴有全身性发热表现。

②膝关节肿瘤：病程较短，好发于中青年，疼痛较剧烈，常有夜间痛，影像学可以进一步鉴别。③膝关节结核：起病缓慢，症状常有乏力、低热、盗汗、食欲缺乏及消瘦等，关节肿胀，单发多，以膝髋关节为主，急性炎症不明显。

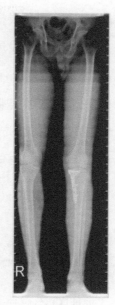

图 30-2　患者术后
下肢 X 线

[治疗]　患者入院后完善相关检查，无明显手术禁忌证后，遂在全身麻醉下行左膝关节关节镜下半月板成形术＋关节清理术＋滑膜切除术＋胫骨高位截骨术。手术过程顺利，术中通过微创关节镜下修复半月板；取小切口将左下肢力线纠正，钢板螺钉系统固定。术后复查下肢 X 线检查示下肢力线恢复良好（图 30-2）。患者术后在支具保护下逐步进行功能锻炼，6 周后下地行走，左膝关节疼痛明显减轻。

病例分析

胫骨高位截骨术（high tibial osteotomy，HTO）是治疗膝关节内侧骨性关节炎的有效手段。HTO 通常适用于年龄＜ 65 岁（女性＜ 60 岁），膝关节活动度基本正常，外侧软骨和半月板功能正常，相对年轻活跃，伴有一定程度胫骨内翻的膝关节内侧关节炎患者。该手术能够有效减轻膝关节软骨负荷，分散应力，延迟膝关节置换时间。本例患者具有良好的手术适应证，给予患者行 HTO 治疗，效果良好。我们认为手术过程需要注意以下要点：①术前需要拍摄标准的下肢全长位片，避免下肢旋转。②术前需要结合手术间透视床的情况，能够保证患者体位在术中可以顺利透视患者的髋、膝、踝关节，可

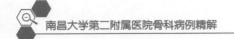
以加用下肢力线杆保证合理矫正膝关节内翻畸形。③充分松解膝关节内侧副韧带浅层，避免胫骨平台后倾角度过度增加。④术中截骨需要用拉钩充分保护胫骨后方血管和髌韧带，约2%的患者血管存在变异，会紧贴胫骨面走行，需要注意。⑤合理撑开，不要过度，宁缺毋滥，减少合页骨折的发生。⑥术中不常规植骨，仔细缝合伤口，放置引流管。术后常规给予抗菌药物使用预防感染。考虑术后出血可能，给予患者下肢气压泵治疗预防深静脉血栓。

郝亮教授点评

　　HTO不仅手术风险低、恢复期短，又可以让患者免除长期疼痛困扰，功能恢复迅速，延缓膝关节置换。因此，HTO是治疗膝关节骨性关节炎并膝内翻畸形非常有价值的手术方法。Fujisawa教授等人的研究表明，HTO后下肢的机械轴线通过外侧平台30%～40%的区域，即能取得最佳结果，所以我们评价手术需要注意Fujisawa参考点。HTO适用于合并膝内翻畸形的膝关节内侧间室骨性关节炎。本手术方式中合适的患者选择、精确的术前设计、合适的内固定器械和标准化的手术技术是手术成功的关键。

（郝　亮　李　晨）

031
关节镜治疗后交叉韧带损伤 1 例

病历摘要

患者，男，57 岁。

[主诉] 摔伤致左膝关节疼痛肿胀、活动受限 2 天。

[现病史] 患者 2 天前骑电瓶车时摔伤左膝关节，当时患者即感左膝关节剧烈疼痛，膝关节逐步肿胀并活动受限，站立和行走时疼痛明显，休息时稍缓解。无发热、下肢麻木、恶心、呕吐、胸腹痛等其他不适。患者自行在家里休息后无明显好转，遂来我院就诊，于我院行左膝关节 MRI 平扫示左股骨内侧髁骨折、局部撕脱伴骨松质挫伤，外侧髁松质骨挫伤，后交叉韧带显像不佳，膝关节内、外侧半月板变性（Ⅱ度），关节腔及髌上囊少量积液，膝关节周围软组织挫伤水肿。遂拟"左膝关节后交叉韧带损伤"收治入院。患者

自起病以来，神志精神、饮食、睡眠欠佳，大小便正常，近期体力、体重无明显变化。

[既往史]　患者身体情况良好，否认其他疾病史，否认手术及输血史，否认药物及食物过敏史。

[体格检查]　体温 37.0 ℃，脉搏 102 次 / 分，呼吸 20 次 / 分，血压 136/80 mmHg。神志清楚，心、肺、腹查体未见明显异常，脊柱外观无明显畸形淤斑，颈椎无压痛及叩击痛，颈部各方向活动可。双上肢未见畸形，双上肢感觉正常，血运及活动可，诸肌肌力 5 级，双侧肱二头肌腱及肱三头肌腱反射正常，Hoffmann 征阴性。双下肢未见明显畸形，左大、小腿后方及髌骨下方共见 3 处皮肤破损，少许渗出。左膝关节较右肿胀，皮温正常，左膝关节间隙压痛阳性，左膝关节过伸、过屈试验阴性，左膝后抽屉试验阳性，左膝关节麦氏试验阳性，浮髌试验阳性。右膝关节正常。双下肢肌力 5 级，末梢血运、感觉尚可，双侧膝反射及踝反射正常，Babinski 征等病理征未引出。

[辅助检查]　我院左膝关节 MRI 平扫示左股骨内侧髁骨折、局部撕脱伴骨松质挫伤，外侧髁松质骨挫伤，后交叉韧带显像不佳，膝关节内、外侧半月板变性（Ⅱ度），关节腔及髌上囊少量积液，膝关节周围软组织挫伤水肿（图 31-1）。

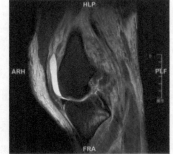

图 31-1　患者术前 MRI 检查

[诊断]　左膝关节后交叉韧带损伤，左膝关节骨挫伤，左膝关节半月板损伤。

[鉴别诊断]　①膝关节前交叉韧带损伤：多有外伤病史，膝关节疼痛并不稳，查体可见膝关节前抽屉试验阳性，影像学检查可以

发现膝关节前交叉韧带显影不佳。②化脓性关节炎：多数有明确的外伤史，常致膝关节肿痛，活动时加剧，肿胀表现不呈交替性改变。患者起病急剧，体温可达 39 ℃。患膝红肿热痛表现明显，并可伴有全身性发热表现。③膝关节肿瘤：病程较短，好发于中青年，疼痛较剧烈，常有夜间痛，通过影像学检查可以进一步鉴别。

[治疗]　患者入院后完善相关检查，主要诊断为左膝关节后交叉韧带损伤，遂在全身麻醉下行左膝关节关节镜下后交叉韧带重建术。手术过程顺利，术中见后交叉韧带完全断裂，予以人工韧带重建。术后复查 MRI 见后交叉韧带重建良好（图 31-2）。患者术后在支具保护下逐步进行康复功能锻炼，左膝关节疼痛明显减轻，顺利出院。

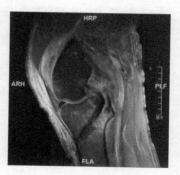

图 31-2　患者术后 MRI 检查

病例分析

膝关节后交叉韧带（posterior cruciate ligament，PCL）起于股骨髁间窝的内前部，向后止于胫骨髁间隆突的后部，为膝关节最强大的韧带，限制膝关节后移，维持膝关节稳定。PCL 损伤最常见于小腿上段由前向后的暴力作用，使胫骨向后移位，直接牵拉后交叉韧带导致损伤。本例患者为外伤直接作用于小腿，导致后交叉韧带断裂。手术过程中我们常规使用膝关节前内外侧入路通过关节镜技术探查膝关节，见膝关节前交叉韧带稳定并紧张，后交叉韧带明显断裂松弛，予以清理，显露股骨内侧髁外侧面定位点，电钻打出骨隧道。打开膝关节后方，用后交叉韧带定位器打出胫骨隧道，将韧带引入隧道

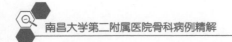

固定。术后常规支具固定，早期按康复师制订的康复计划进行下肢功能锻炼。

📋 郝亮教授点评

　　膝关节关节镜下后交叉韧带重建术是后交叉韧带损伤的首选，本例患者术中可见膝关节后交叉韧带完全断裂，予以重建膝关节后交叉韧带。术中应该注意骨隧道钻孔的合理定位，小心"致命拐弯（kill turn）"，这样可以更好地完成手术，达到良好的手术效果。

（郝　亮　李　晨）

032
肘管综合征 1 例

病历摘要

患者，男，45 岁。

[主诉]　左手环指、小指麻木刺痛 1 月余。

[现病史]　患者于 1 个月前感手部乏力，握力减退，抓不紧东西，症状逐渐加重并出现夜间痛。无畏寒、发热等症状。患者当时未重视，未予特殊治疗，后患者症状间断发作，逐渐加重。至 1 个月前症状再发，性质同前，疼痛难忍，遂来我院求诊，门诊肌电图提示尺神经损伤，门诊拟"肘管综合征"收治入院。患者自起病以来，精神稍差，食欲尚可，睡眠一般，大小便可，近期体重无明显变化。

[既往史]　既往体健，否认高血压、糖尿病病史，否认肝炎、结核病史，否认其他病史，否认手术及输血史，否认食物及药物过敏史。

［体格检查］　体温 37.0 ℃，脉搏 84 次 / 分，呼吸 20 次 / 分，血压 130/90 mmHg。患者神志清楚，精神尚可，心、肺、腹未见明显异常。脊柱外观无明显畸形，无压痛、叩击痛，双上肢未见明显畸形，左手小指、环指尺侧感觉障碍，手内在肌萎缩。肘部未见明显畸形。屈肘试验、Tinel 征阳性。

［辅助检查］　肌电图示尺神经损伤。

［诊断］　肘管综合征。

［治疗］　入院后经常规术前检查及准备，在臂丛麻醉下行尺神经单纯探查松解术。术后切口愈合佳，顺利出院，出院后给予营养神经药物治疗。术后第 1 个月患者麻木症状改善。

病例分析

肘管综合征的常见病因：①手术后麻醉，在外科手术后出现症状；②止血带麻痹，是由于不适当或过长时间使用止血带造成；③肘关节畸形，由外伤致肘关节内外翻所致；④职业性尺神经卡压，工作时长期保持屈肘位所致；⑤其他因素，如局部占位性病变，解剖异常等。

肘管综合征的诊断：主要包括以下几项。①询问病史：必须询问包括是否有肘部外伤史，职业、工作中是否有反复屈肘以及是否有全身性疾病，如糖尿病、慢性肾病等。②体格检查：手掌尺侧和尺侧一指半感觉过敏、减退消失等及内在肌肌力减退。Tinel 征、屈肘试验阳性。③特殊检查：a. 电生理检查对判断肘部的运动和感觉神经传导速度是否减慢是最有价值的诊断依据；b. X 线检查可显示肘关节陈旧性骨折畸形愈合、肘关节骨性关节炎等；c. MRI 是诊断尺神经卡压的新方法；d. 彩超，近年来已广泛用于周围神经卡压疾病的诊断。

　　肘管综合征，也曾被称为创伤性尺神经炎、迟发性尺神经炎等，是临床上最常见的上肢神经卡压症之一，发病率仅次于腕管综合征。

　　肘管综合征的鉴别诊断：主要与以下疾病相鉴别。①颈椎病：大多累及 C_6 神经根，常有颈部疼痛不适，神经根牵拉试验阳性。②胸廓出口综合征：臂丛神经下干受压时，可表现为手和前臂尺侧感觉异常，手内在肌肌力下降。锁骨上下叩击时 Tinel 征阳性。可同时有血管受压表现。③Guyon 管尺神经卡压：即尺神经在腕部卡压，因尺神经手背支已发出，所以手背的感觉正常，Tinel 征在腕部可为阳性。屈腕试验可为阳性。

　　治疗：分非手术治疗和手术治疗两种。①非手术治疗：目前较普遍的观点是对于早期轻中度患者可考虑保守治疗。治疗目标是减轻或消除症状的发生，可给予改善生活习惯、佩戴支具、营养神经药物治疗等。②手术治疗：具体手术方法有占位性病变切除、单纯肘管切开减压、肱骨内上髁切除术、尺神经前置术等。

艾江波教授点评

　　肘管综合征是临床上最常见的尺神经卡压性疾病，同时也是最常见的上肢神经卡压症之一，发病率仅次于腕管综合征。尺神经易在肘部发生卡压，与其局部解剖有关，而日常伸屈肘运动则起着关键作用。为了便于制定治疗方案，不少学者对肘部尺神经卡压提出了分类标准，分为轻、中、重度。目前普遍的观点是对于早期轻度患者可考虑应用保守治疗。治疗的目标是减轻或消除症状的发生，并避免病变的进一步发展。对保守治疗无效的可采取手术治疗。

（艾江波）

笔记

033
慢性骨髓炎 1 例

📋 病历摘要

患者，男，59 岁。

[主诉]　左胫腓骨远端骨折术后 1 年 9 个月，流脓 15 个月。

[现病史]　患者 2016 年 2 月车祸致左胫腓骨远端开放性骨折，在当地医院行左胫腓骨切开复位内固定＋左胫骨外固定架固定术；2017 年 8 月出现左踝红肿热痛，外踝溃疡、流脓，外固定架针道流脓、松动，拆除外固定架。后上述伤口反复流脓不愈。遂来我院求诊，门诊 X 线检查示慢性骨髓炎，门诊拟"慢性骨髓炎"收治入院。患者自起病以来，精神稍差，食欲尚可，睡眠一般，大小便可，近期体重无明显变化。

[既往史]　既往体健，否认高血压、糖尿病病史，否认肝炎、

结核病史，否认其他病史，否认手术及输血史，否认食物及药物过敏史。

[体格检查]　体温 37.0 ℃，脉搏 84 次 / 分，呼吸 20 次 / 分，血压 130/90 mmHg。患者神志清楚，精神尚可，心、肺、腹未见明显异常。脊柱外观无明显畸形，无压痛、叩击痛，双上肢未见明显畸形，左小腿肿胀，局部窦道形成，少许脓性渗出。

[辅助检查]　X 线、CT、MRI 均提示慢性骨髓炎，细菌培养示金黄色葡萄球菌感染，血常规示血红蛋白 90 g/L，血糖 60 mmol/L，C 反应蛋白 19 mg/L，红细胞沉降率 27 mm/h。

[诊断]　慢性骨髓炎。

[治疗]　入院后经常规术前检查及准备，在硬膜外麻醉下行胫骨骨髓炎病灶清除胫骨骨搬运术。术后切口愈合佳，顺利出院。术后第 12 个月胫骨骨髓炎愈合良好，骨折端矿化良好。

病例分析

慢性化脓性骨髓炎的常见病因：慢性化脓性骨髓炎是急性化脓性骨髓炎的延续，往往全身症状大多消失，只有在局部引流不畅时才有全身症状表现，一般症状限于局部，往往顽固难治，甚至数年或十数年仍不能痊愈。目前，对大多数病案，通过妥善的计划治疗，短期内可以治愈。症状体征一般在急性期过后，仍有低热和局部肿痛或已有窦道，有时临床上已愈合，但在数月甚至数年后突然周身发热、患肢疼痛、原来的窦道口红肿，继而溃破，经休息或治疗上述症状消退，但多仍遗留窦道，如此反复发作。

鉴别诊断：①骨样骨瘤：有时难与骨髓炎相鉴别，常发生在长管状骨的偏侧（发生在中央偏上或偏下），X 线显示高度骨膜反应及骨皮质肥厚，如果细心观察，其中可见病灶的骨透亮像。②Ewing肉瘤：常难与骨髓炎相鉴别，Ewing肉瘤发病部位在四肢骨的骨干部；有时伴有剧痛、发热及局部热感，红细胞沉降率升高，白细胞升高，CR 阳性，呈炎症反应。

检查方法：①送脓液行涂片检查、细菌培养及药物敏感试验。②X 线表现为骨质不规则增厚和硬化，有残留的骨吸收区或空洞，其中可有大小不等的死骨；有时看不到骨髓腔，小骨腔和小死骨在硬化骨中有的不能显影，所以实际存在的数目往往比照片上所显示的多，为了明确死骨或骨腔与窦道的关系，可用碘油或 12.5% 碘化钠溶液做窦道造影。③皮肤疑有恶变者，应行病理检查。

治疗方法：慢性化脓性骨髓炎的治疗，一般采用手术、药物的综合疗法，即改善全身情况、控制感染与手术处理。由于患者重病长期卧床，尤其在血源性急性发作后，极需改善全身情况。除用抗菌药物控制感染外，应增进营养，必要时选用输血、手术引流及其他治疗。药物应用宜根据细菌培养及药物敏感试验，采用有效的抗菌药物。如有急性复发，宜先按急性骨髓炎处理，加强支持疗法与抗菌药物的应用，必要时切开引流，使急性炎症得以控制。

无明显死骨，症状只偶然发作而局部无脓肿或窦道者，宜用药物治疗及热敷理疗，全身休息，一般 1～2 周后症状可消失，无须手术。如有死骨、窦道、空洞及异物等，则除药物治疗外，应手术根治。手术应在全身及局部情况好转、死骨分离、包壳已形成、有足够的新骨、可支持肢体重力时进行。手术原则是彻底清除病灶，包括死骨、异物、窦道、感染肉芽组织、瘢痕等，术后适当引流，才能完全治愈骨髓炎。骨髓炎手术一般渗血多，要求尽量在止血带下进行，做好输血准备。

病灶清除开放引流法：在过去，常用奥尔（Orr）氏开放手术法，目的是清除病灶，消除无效腔，充分引流，以利于愈合。即彻底去除窦道、瘢痕组织、死骨、异物，清除无效腔中的肉芽组织，切除不健康的骨质及空腔边缘，使之呈碟形。但应注意不可去除过多骨质，以免发生骨折，并注意少剥离骨周围软组织如骨膜等，以免进一步影响循环，妨碍愈合。伤口不予缝合，用油纱布填充，外用石膏固定。2周后更换敷料，以后每4～6周更换一次，直至愈合。此疗法有一定缺陷，即伤口长期不愈合需多次更换石膏，臭味较大，邻近关节被固定过久，引起僵硬，肌肉萎缩，瘢痕也较大。对于小部分患者，如软组织缺损过大或不能缝合皮肤时，仍有使用价值。

清除病灶、滴注引流法：1956年以来我院采用改进方法，在彻底清除病灶、无效腔碟形化后，洗净伤口，只定点缝合皮肤，不分层缝合。伤口内放两根细导尿管或塑料管，术后其中一根用生理盐水滴注引流，每1000 mL生理盐水内加青霉素80万单位，每日约2 000 mL，另一根做负压吸引。当患者体温降至正常后一周左右，由于伤口有充分滴注冲洗引流，感染容易控制，骨腔凝血机化，而后骨化。大多数患者伤口在1个月内得到愈合。少数术后伤口不愈或复发的患者，大多是由于清除病灶不彻底引起的。再次手术彻底清除病灶和滴注引流后可获成功。术后伤口缝合不可过紧，必须保持不断滴入，同时又能流出，以免引流不畅。滴注引流法的缺陷是容易沾湿被褥，因此注意防潮，以免患者受凉，一般采用多量敷料吸水，塑料布和护架保护被褥，如用两根细导尿管，一根滴入液体，另一根用负压吸出（如胃肠减压器），可减轻上述情况。

消灭无效腔的手术：股骨、胫骨慢性化脓性骨髓炎，在病灶清除术后如无效腔很大，可用带蒂肌瓣充填无效腔。勿损伤该肌瓣的

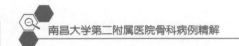

血管神经，肌瓣不宜太大，避免蒂部扭转。

病骨切除骨搬运术：病灶彻底清除，骨搬运技术。

截肢：在感染不能控制，患肢功能完全丧失，甚至危及患者生命时，经慎重考虑后，方可采用。

艾江波教授点评

慢性骨髓炎常常较为严重，可能会影响患者的一生。该疾病曾被认为是不可治愈的，但随着手术和药物治疗技术的发展，多数患者可延长发病周期，甚至某些病例已可以治愈。充分了解机体和病原体之间的相互作用至关重要。对同时患有的其他疾病必须予以处理，并且制定详细的康复计划。要充分了解患者对治疗效果的期望，并针对感染的控制和最终机体功能可能的结果设定较为现实的目标。该病例为严重的骨髓炎患者，为彻底清除病灶，病骨切除骨搬运术为一种较好的治疗手段。

（艾江波）

笔记

034
臂丛神经损伤 1 例

病历摘要

患者，女，35 岁。

[主诉] 外伤致右肩关节不能外展与上举，肘关节不能弯屈 6 个月。

[现病史] 患者 6 个月前因外伤致右肩关节不能外展与上举，肘关节不能弯曲，无肢体抽搐。多次行理疗、针灸等综合治疗，均无明显疗效。拟"臂丛神经损伤"收治入院。患者自起病以来，神志、精神、饮食、睡眠欠佳，大小便正常，近期体重无明显变化。

[既往史] 无特殊。

[体格检查] 肱二头肌、三角肌萎缩。腕关节虽能屈伸但肌力减弱，前臂旋转亦有障碍，手指活动尚属正常，上肢伸面感觉大部

181

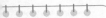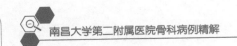

分缺失。三角肌、冈上下肌、肩胛提肌、大小菱形肌、桡侧腕屈肌、旋前圆肌、肱桡肌、旋后肌等出现瘫痪或部分瘫痪。右手指感觉 4 级，右肘关节、右肱二头肌肌力 3 级，右肱三头肌肌力 3 级，肱桡肌肌力 3 级，右斜方肌肌力 5 级。

[辅助检查] 肌电图示右上肢神经源性损伤（右三角肌、右肱二头、指总伸肌、拇短屈肌、小指屈肌），右桡神经、腋神经运动传导减慢，桡神经感觉传导减慢。

[诊断] 臂丛神经上干损伤。

[治疗] 入院后经常规术前检查及准备，在全身麻醉下行臂丛神经探查 Oberlin 术。术后切口愈合佳，顺利出院。术后第 3 个月患者功能改善。

病例分析

臂丛神经由 $C_5 \sim C_8$ 与 T_1 神经根组成，分支主要分布于上肢，有些小分支分布到胸上肢肌、背部浅层肌和颈深肌，主要的分支有胸背神经、胸长神经、腋神经、肌皮神经、正中神经、桡神经、尺神经。臂丛神经主要支配上肢和肩背、胸部的感觉和运动。臂丛神经损伤是由工伤、交通事故或产伤等原因引起的一种周围神经损伤。受伤后患者上肢功能部分或完全丧失，遗留终身残疾。

常见病因：①牵拉伤，如上肢被皮带卷入致伤；②对撞伤，如被快速行驶的汽车撞击肩部或肩部被飞石所击伤；③切割伤或枪弹伤；④挤压伤，如锁骨骨折或肩锁部被挤压；⑤产伤，如分娩时胎位异常或产程中牵拉致伤。侧、前臂背面和手背桡侧半的感觉障碍或丧失。

检查：主要有以下两种。①神经电生理检查：肌电图及神经传导速度对有无神经损伤及其损伤程度有重要参考价值，一般在伤后3周进行检查，感觉神经动作电位（sensory nerve action potential，SNAP）和体感诱发电位（somatosensory evoked potential，SEP）有助于节前、节后损伤的鉴别。节前损伤时SNAP正常（其原因在于后根感觉神经细胞体位于脊髓外部，而损伤恰好发生在其近侧即节前，感觉神经无瓦勒变性，可诱发SNAP），SEP消失；节后损伤时，SNAP和SEP均消失。②影像学检查：臂丛根性撕脱伤时，脊髓造影加CT检查可显示造影剂外渗到周围组织间隙中、硬脊膜囊撕裂、脊膜膨出、脊髓移位等。一般来说，脊膜膨出多数意味着神经根撕裂或者虽然神经根有部分连续性存在，但内部损伤已很严重，并已延续到很近的平面，常提示有足够大的力量造成蛛网膜撕裂。同样，MRI除能显示神经根撕裂以外，还能同时显示合并存在的脊膜膨出、脑脊液外漏、脊髓出血、水肿等，血肿在T_1WI和T_2WI上均为高信号，脑脊液及水肿在T_2WI上呈高信号，而在T_1WI呈低信号，MRI水成像技术对显示蛛网膜下隙及脑脊液的外漏更为清楚，此时水（脑脊液）呈高信号，而其他组织结构均为低信号。

诊断：臂丛损伤的诊断，包括临床、电生理学和影像学诊断，对于需行手术探查的臂丛损伤，还要做出术中诊断。根据不同神经支损伤特有的症状、体征，结合外伤史、臂丛损伤诊断步骤如下。

（1）判断有无臂丛神经损伤。有下列情况出现时，应考虑臂丛损伤的存在：①上肢5神经（腋、肌皮、正中、桡、尺神经）中任意2支联合损伤（非同一平面的切割伤）；②手部3神经（正中、桡、尺神经）中任意1支合并肩关节或肘关节功能障碍（被动活动正常）；③手部3神经（正中、桡、尺神经）中任意1支合并前臂内侧皮神经损伤（非切割伤）。

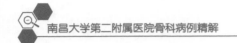
（2）确定臂丛损伤部位。临床上以胸大肌锁骨部代表 C_5、C_6，背阔肌代表 C_7，胸大肌胸肋部代表 C_8、T_1。胸大肌锁骨部萎缩，提示上干或 C_5、C_6 损伤；背阔肌萎缩，提示中干或 C_7 神经根损伤；胸大肌胸肋部萎缩，提示下干或 C_8、T_1 损伤。

治疗：主要有以下两种。

（1）一般治疗：对常见的牵拉性臂丛损伤，早期以保守治疗为主，即应用神经营养药物（维生素 B_1、维生素 B_6、维生素 B_{12} 等），损伤部进行理疗，如电刺激疗法、红外线、磁疗等；患肢进行功能锻炼，防治关节囊挛缩，并可配合针灸、按摩、推拿，有利于神经震荡的消除、神经粘连的松解及关节松弛。观察期一般在 3 个月左右。

（2）手术治疗。①手术指征：a. 臂丛神经开放性损伤、切割伤、枪弹伤、手术伤及药物性损伤，应早期探查，手术修复。b. 臂丛神经对撞伤、牵拉伤、压砸伤，若为一名缺位节前损伤者应及早手术，对闭合性节后损伤者，可先保守治疗 3 个月。在下述情况可考虑手术探查：保守治疗后功能无明显恢复者；呈跳跃式功能恢复者如肩关节功能未恢复，而肘关节功能先恢复者；功能恢复过程中，中断 3 个月无任何进展者。c. 产伤者，出生后半年无明显功能恢复者或功能仅部分恢复，即可进行手术探查。②手术方法：臂丛探查术主要有锁骨上臂丛神经探查术、锁骨下臂丛神经探查术、锁骨部臂丛神经探查术、臂丛神经移位术。

艾江波教授点评

由于臂丛解剖的复杂性，同一暴力可造成不同平面、不同性质的损伤，早期诊断较困难。需要对患肢每个关节、每根神经、每块肌肉进行全面的病理学检查；准确全面的肌电图测定，包括 CMAP、SNAP、SEP 等。另外，MRI 也很有帮助。综合分析判断，力求术前做出精确的诊断，尽管有时较困难。根据术中臂丛损伤的具体情况，决定神经移位的具体手术方式。

对于臂丛根性撕脱伤，原则上应尽可能优先重建上肢最重要的功能，如屈肘、肩外展等。而上干（C_5、C_6 神经根）支配的恰是这些重要功能，应设法重建。传统的治疗方法较多，可选择副神经、膈神经及肋间神经，还有同侧 C_7 和对侧 C_7 等作为供体神经进行神经移位，可获得一定的效果。但上述动力神经一般距离目标肌肉较远，有些必须移植神经，长段的神经移植必然会延长神经再生的时间，影响功能的恢复，且切取膈神经可能会影响某些患者呼吸等。

本例 Oberlin 手术采用了双重神经移位，取得了良好效果。尺神经、正中神经部分神经束分别移位至肱二头肌和肱肌肌支，较之单一的尺神经部分束移位（即为传统的 Oberlin 术式），增加了屈肘功能的恢复效率，并增加了肘关节的稳定性。此术式属于丛内神经移位，符合就近选取供体神经的原则。

（艾江波）

病历摘要

患者，男，24 岁。

[主诉] 右髋部疼痛 8 个月，外伤后疼痛加重 3 天。

[现病史] 患者 8 个月前无明显诱因出现右髋部疼痛不适，当时未引起重视，未行任何处理；3 天前轻度外伤后出现右髋部疼痛剧烈，并无法站立活动，遂来我院求诊。行 X 线检查示右股骨病理性骨折，门诊拟"右膝股骨近端骨肿瘤伴病理性骨折"收治入院。患者自起病以来，精神稍差，食欲尚可，睡眠一般，大小便可，近期体重无明显变化。

[既往史] 无其他疾病史，无手术病史，无家族遗传病史。

[体格检查] 脊柱生理性弯曲存在，各棘突及椎旁无压痛及叩

击痛，双上肢及左下肢各关节活动良好，双上肢血运、感觉良好，肌力5级，肌张力正常，Hoffmann征阴性，左下肢肌力、感觉及血运正常，右下肢外旋60°畸形，运动和肌力因患者疼痛未配合查体，末梢血运及感觉正常，右髋部无明显淤斑，未见皮肤破溃、局部压痛，纵轴叩击痛阳性，足趾活动及踝关节跖屈、背伸功能尚可，足背动脉搏动存在，生理反射存在，病理反射未引出。

[辅助检查]　血常规、小生化、肿瘤四项正常。行右髋关节X线示右股骨颈骨皮质不连续，并可见股骨颈皮质变薄，股骨颈内病灶组织呈膨胀性生长，未见明显骨膜反应。

[诊断]　右股骨近端骨巨细胞瘤，右股骨颈病理性骨折。

[治疗]　术前完善相关检查，先行股骨病灶处穿刺以明确诊断。确定为骨巨细胞瘤后行病症刮除植骨外固定＋克氏针固定。术后切口愈合良好，顺利出院。

[随访]　术后多次来我院复查X线及CT，患者股骨颈出现骨不连、股骨头缺血性坏死（图35-1），1年后行全髋关节置换术。

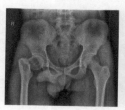 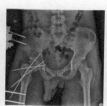 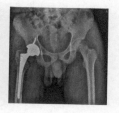

图 35-1　复查 X 线

病例分析

骨巨细胞瘤定义为良、恶性交界的肿瘤，生物学行为复杂、多变，病因不明。

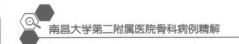

骨巨细胞瘤的典型表现：①人群好发于 20～40 岁。②好发于股骨下端、胫骨上端及其他部位椎体如骶骨、髂骨、股骨近端、腓骨近端等。③主要表现为局部疼痛，逐渐加重。随着病情加重，可有肿胀、压痛。如果发生骨折，则表现为忽然剧痛、肿胀，畸形。骨折诱因往往是轻微外伤。

辅助检查：X 线是最基础的检查，一般表现为溶骨性破坏、偏心、可有膨胀、一般无钙化及成骨；CT 主要可以看肿瘤的边界、范围；MRI 则可更好地观察肿瘤的边界及其和软组织、肌肉的关系，但不能代替 CT。

鉴别诊断：①动脉瘤样骨囊肿：好发于青少年，往往合并其他肿瘤。位于肢体影像学不易与骨巨细胞瘤鉴别。②骨肉瘤：好发于青少年，常见部位为长骨干骺端，病程短，症状重。影像学表现为长骨干骺端骨折破坏，常有成骨，边界不清，有骨膜反应和软组织包块。

治疗：依据 Enneking 外科分期原则，现行骨巨细胞瘤外科治疗方法为囊内切除、边缘切除和广泛切除。囊内切除可以极大地保留肢体的功能，但肿瘤切除的边界相对较小，治疗失败的主要原因是复发。

（1）术前诊断：股骨近端骨巨细胞瘤的诊断依靠临床、影像和病理资料。典型病例诊断不难。本组术前有明确病理诊断，所以我们主张行术前穿刺活检，以明确诊断。

（2）X 线分级：Campannacci 等对骨巨细胞瘤只从 X 线进行分级，分为 Ⅰ、Ⅱ、Ⅲ级，本次病例为 Ⅰ级。

（3）病理骨折：病理骨折影响预后，刮除后复发率较高。由于本例患者年龄较轻，反复强调复发及术后股骨头坏死无法愈合的风

笔记

险，患者家属仍坚持选择了克氏针固定及前入路刮除植骨术。

（4）手术入路：采用何种入路，取决于病灶的具体部位和范围，以利于彻底刮除为原则。

（5）植入物：单纯的刮除术复发率最高，为 27% ～ 55%。骨水泥在聚合过程中产热，对肿瘤有一定的杀灭作用。同时填充骨水泥后在术后复查时能更早期地判断复发，而植骨后对骨吸收与肿瘤复发较难鉴别。骨巨细胞瘤行病灶刮除、骨水泥填充，复发率可降低至 3% ～ 15%。

总之，股骨近端骨巨细胞瘤行刮除术后复发率较高，术前明确诊断，X 线分级为 I 级者复发率低，病理骨折者复发率高。复发率高的原因是术中不易在直视下刮除、切除全部菲薄的包壳。通过广泛切除或扩大刮除可以解决这两个问题，但广泛切除会导致人工关节置换术损失功能；扩大刮除后重建困难，股骨头坏死风险大。如何改进手术方法和技巧，降低复发率，仍是目前面临的难题。

程细高教授点评

该患者为青年男性，诊断为股骨近端骨巨细胞瘤伴病理性骨折。治疗时根据分型及年龄选择了一种合适的手术方式，但由于部位的特殊性，后期出现股骨头坏死，再次行全髋关节置换术。整个治疗过程是规范的，但以后我们再遇到 Campannacci 分级为 I 级的股骨近端骨巨细胞瘤伴有股骨颈病理性骨折时，要继续给患者行保髋处理还是直接行人工关节置换是需要思考的问题。

（章　桥）

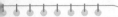 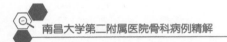

参考文献

1. WARD W G，LI G. Customized treatment algorithm for giant cell tumor of bone. Clin Orthop，2002（397）：259-270.

2. CAMPANACCI M，BALADINI N，BORIANI S，et al. Giant cell tumor of bone. J Bone Joint Surg，1987，69（1）：106-114.

3. ENNEKING W F. A system of staging musculoskeletal neoplasms. Clin Orthop，1986（204）：199-204.

4. CHENG C Y，SHIH H N，HSU K Y. Treatment of giant cell tumor of the distal radius. Clin Orthop，2001（383）：221-228.

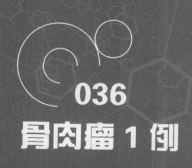

036
骨肉瘤 1 例

病历摘要

患者，男，20 岁。

[主诉] 右髋部疼痛不适 15 天，加重 3 天。

[现病史] 患者 15 天前无明显诱因出现右大腿疼痛不适，夜间疼痛加重，无畏寒、盗汗、发热等不适。在当地医院行 X 线检查示右股骨肿瘤，遂来我院门诊就诊。门诊以"右股骨恶性肿瘤性质待查"收入住院。

[既往史] 既往无其他疾病史，家族无肿瘤病史。

[体格检查] 右大腿明显肿胀，皮温较正常侧高，可触及软组织肿块约 5 cm×4 cm，活动差，边界不清。皮肤无破溃，无静脉曲张。压痛明显，右下肢血运正常。

[辅助检查]　我院右股骨正侧位 X 线及 CT 示右股骨头骨质破坏，可见软组织包块。实验室检查示碱性磷酸酶 493 IU/L。

[诊断]　右股骨骨肉瘤。

[治疗]　入院后完善 X 线、MRI、CT 及三维重建等相关检查，行全身骨显像检查排除全身性的骨转移。行穿刺活检病理示肿瘤细胞梭形，异型性明显，核分裂。符合骨肉瘤征象。行术前化疗，待软组织包块缩小，且有条件保留神经、血管后，完整切除肿瘤组织，最后行肿瘤切除＋股骨肿瘤假体置换术（图 36-1）。术后切口愈合良好，继续化疗对症处理。

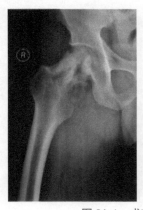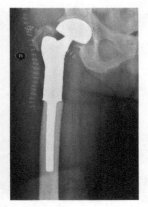

图 36-1　术前、术后 X 线

病例分析

　　骨肉瘤由肿瘤性成骨细胞、骨样组织组成，为起源于成骨组织的恶性肿瘤，其发病率约为 0.3/10 000，约占恶性肿瘤的 0.2%，占原发骨肿瘤的 15%。肿瘤发生部位主要为四肢长骨的两端，最多见的是股骨下端和胫骨上端。骨肉瘤易发生远处转移，尤其是早期的肺转移。

　　骨肉瘤的典型表现：①好发于 11 ～ 30 岁人群，恶性程度高，进展快。②好发于股骨下端、胫骨上端、股骨近端。③主要表现为疼痛、局部肿胀、运动障碍，可伴有软组织包块。辅助检查中实验室检查一般碱性磷酸酶及乳酸脱氢酶都有显著升高。一般行 X 线、CT、MRI 及全身骨成像检查，同时必须完成胸部 CT 及全腹部 CT 排除全身转移。

　　鉴别诊断：①动脉瘤样骨囊肿。好发于青少年，往往合并其他肿瘤。肢体影像学不易与骨巨细胞瘤鉴别。②软骨肉瘤。一般发生于软骨细胞的恶性骨肿瘤，好发于 30 岁以上人群，好发于长骨、髂骨，可行 MRI 及穿刺明确诊断。

　　治疗：手术治疗一般为常规截肢、节段截除、瘤段切除 + 假体植入术。手术治疗流程前先行穿刺活检明确诊断，有机会行保肢治疗的患者可遵循术前新辅助化疗 – 手术 – 术后化疗的治疗模式；若无法保肢则可直接行截肢术。

📋 程细高教授点评

　　骨肉瘤是高度恶性骨原发性肿瘤，经典的手术方法是截肢。但随着放射学检查、新辅助化疗和手术技术的进步，保肢手术已成为大多数原发性肢体骨肉瘤患者的首选治疗方法。当切除肢体肿瘤后，可以使用各种假体置换来重建骨缺损。在以往的研究报道中，骨肉瘤患者保肢手术后 5 年生存率为 60% ～ 70%。严格遵循的术前新辅助化疗 – 手术 – 术后化疗的治疗模式安全有效。本次病例为股骨近端病变，并不是最常见的部位，但在临床中也并不少见。所有骨肉瘤患者入院后行常规影像学检查（X 线、局部 CT、局部 MRI、

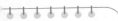 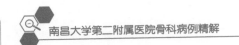

ECT、胸部 CT）后，进行穿刺活检，均明确为经典型骨肉瘤后，根据《经典型骨肉瘤临床诊疗专家共识》推荐方案，行术前新辅助化疗 4 个疗程：第 1 周甲氨蝶呤（Methotrexate，MTX）10 g/m²；第 3 周异环磷酰胺（Ifosfamide，IFO）15 g/m²；第 6 周顺铂（Cisplatin，DDP）80 mg/m²+ 多柔比星（Doxorubicin，ADM）60 mg/m²；第 8 周 MTX 10 g/m²。辅助化疗有效后复查影像学检查评估化疗效果。根据化疗后影像学检查结果确定手术方案，距离影像学肿瘤边缘 3～5 cm 作为股骨截骨平面。切口拆线术后化疗 12～15 个疗程。每 3 个月随访 1 次，随访内容包括肿瘤学方面（生存、复发、转移情况）和功能评估（并发症、肢体长度、力线、功能评分等）。功能评分采用 MSTS 评分。

总结：恶性骨肿瘤合并骨折常导致血肿，将扩散或污染邻近软组织、神经血管束或关节，通常采用截肢避免肿瘤细胞扩散。随着辅助化疗的逐步开展，已有不少学者报道骨肉瘤合并病理性骨折可保肢治疗，Somayaji 等已经在手术技术及治疗成功率上有了不小的突破，同时患者生存率也得到了显著提高。Adubu 等指出，与保肢治疗相比，截肢是对局部肿瘤的根治性切除治疗，并不能提高生存期。所以，我们建议在骨肉瘤的手术治疗过程中，肿瘤未侵及血管、神经时，首先还是保肢治疗。

（章　桥）

参考文献

1. NG V Y, LOUIE P, PUNT S, et al. Allograft reconstruction for sarcomas of the tibia. Open Orthop J, 2017, 11: 189-194.

2. PALA E, TROVARELLI G, CALABRÒ T, et al. Survival of modern knee tumor

megaprostheses: failures, functional results, and a comparative statistical analysis. Clin Orthop Relat Res, 2015, 473（3）: 891-899.

3. DECILVEO A P, SZCZECH B W, TOPFER J, et al. Reconstruction using expandable endoprostheses for skeletally immature patients with sar-coma. Orthopedics, 2017, 40（1）: e157-e163.

笔记

037
骶骨脊索瘤 1 例

病历摘要

患者，男，39 岁。

[主诉] 骶骨肿瘤术后 3 年出现骶尾部酸胀感 7 个月。

[现病史] 患者 3 年前在上海市某医院因骶骨肿瘤行骶骨肿瘤切除术，手术顺利，术后患者恢复可。近 7 个月患者自觉骶尾部酸胀不适，臀部肌肉收缩时加重，平时休息时可缓解，无头痛、头晕、恶心、呕吐、低热、盗汗、下肢放射痛等不适。体重未见明显变化。

[既往史] 既往无其他疾病史，3 年前在上海市某医院行骶骨肿瘤切除手术，无家族遗传病史。

[体格检查] 脊柱生理性弯曲存在，各棘突无明显压痛、叩击痛。双上肢外形正常，感觉正常，各肌群肌力、肌张力正常，各关节活

动自如，尺、桡动脉可触及，手指末梢血运良好；双下肢等长，未见明显肿胀、畸形、瘀斑，腰骶部有一"Y"形陈旧性手术瘢痕，未见明显红肿及窦道形成。双下肢各肌群肌力5级，肌张力正常，各关节活动正常，感觉及血运正常，腰骶部无明显叩击痛，右膝、踝及各趾活动正常。双侧膝反射、踝反射正常，双侧髌阵挛、踝阵挛阴性，双侧病理征未引出，生理反射存在。

［辅助检查］　实验室检查中血常规、小生化、肿瘤四项正常。我院右髋关节 X 线检查示骶骨 S_3、S_4 椎体溶骨性破坏，部分边缘硬化并可见散在斑片钙化。

［诊断］　骶骨脊索瘤复发。

［治疗］　术前完善相关检查，先行病灶处穿刺明确诊断（图 37-1）。确定为骶骨脊索瘤复发，后行骶骨肿瘤切除 + 腰骶椎弓根钉内固定术。术后切口愈合良好，顺利出院（图 37-2）。

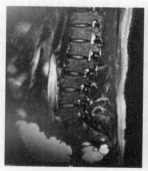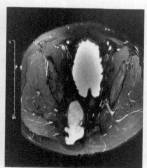

图 37-1　术前检查

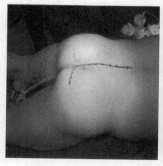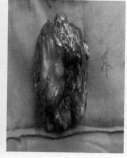

图 37-2　术后

📋 病例分析

脊索瘤是一种起源于残留或迷走脊索组织的低度恶性肿瘤。

脊索瘤的典型表现：①可发生于任何年龄，以50岁左右多见。②好发于骶尾部，其次为颅底，部分可见于颈、胸椎体。③主要表现为与病变部位及侵犯程度密切相关，骶尾部病变常以会阴区麻木、疼痛进行性加重为主，可引起大、小便异常。

辅助检查：X线是最基础的检查，一般表现为溶骨性破坏；CT主要可看肿瘤的边界、范围，骶尾部肿块与正常的分界不清，内可见囊变、钙化；MRI可更好地观察肿瘤的边界及其与软组织、肌肉的关系。

鉴别诊断：①骨巨细胞瘤：好发于青壮年，一般呈膨胀性、偏心性破坏，常见肥皂泡征。②骶骨神经源性肿瘤：主要发生于椎管内、外神经根，包括神经鞘瘤、神经纤维瘤、神经母细胞瘤。多为偏心轻度膨胀的囊状透亮区，有硬化缘典型为哑铃征。

治疗：骶部尾脊索瘤的治疗方法仍是手术治疗。依据骨骼肌肉系统肿瘤外科分期治疗原则，骶骨脊索瘤最好能行广泛切除术。

📋 程细高教授点评

骶骨脊索瘤主要以手术切除为主，目前手术切除仍不失为治疗该病安全有效的方法。随着供血动脉栓塞技术的不断提高、手术范围的不断精确、术后并发症的提前预防等，手术创伤已越来越小，手术效果也越来越好。此次病例的难点在于，复发患者术中组织粘连严重，很容易损伤直肠。另外，术后切除骶骨后，皮肤的愈合情况也需重点关注。同样骶尾部手术的患者出血较多，需做好术前血液准备再行手术治疗。

（章　桥）

参考文献

1. ZABEL-DU B A, NIKOGHOSYAN A, SCHWAHOFE R A, et al. Intensity modulated radiotherapy in the management of sacral chordoma in primary versus recurrent disease. R adiother Oncol, 2010, 97（3）：408-412.

2. CHEN Y L, LIEBSCH N, KOBAYASHI W, et al. Definitive high-dose photon/ proton radiotherapy for unresected mobile spine and sacral chordomas. Spine （Phila Pa 1976）, 2013, 38（15）：E930-936.

3. HUANG D L, CHEN Y, ZENG Q, et al. Image- guided percutaneous lipiodol- pingyangmycin suspension injection therapy for sacral chordoma. Korean J R adiol, 2013, 14（5）：823-828.

038
低磷性佝偻病下肢成角畸形 1 例

病历摘要

患儿，女，6 岁。

[主诉]　发现膝关节畸形 5 年。

[现病史]　患儿 5 年前开始发现双膝关节行走时呈"O"形腿样改变，并呈蹒跚步态，患者家属当时未重视，未予特殊治疗。后患者症状逐渐加重并出现轻度疼痛不适感，遂来我院求诊，行 X 线检查示双膝内翻畸形，门诊拟"低磷性佝偻病"收治入院。患儿自起病以来，精神可，食欲尚可，睡眠一般，大小便可，近期体重无明显变化。

[既往史]　既往体健，否认高血压、糖尿病病史，否认肝炎、结核病史，否认其他病史，否认手术及输血史，否认食物及药物过敏史。

[体格检查]　体温 37.0 ℃，脉搏 84 次 / 分，呼吸 24 次 / 分，血压 115/78 mmHg。患者神志清楚，精神尚可，心、肺、腹未见明显异常，脊柱生理性弯曲存在，棘突及椎旁无压痛及叩击痛，腰椎活动度可，双上肢血运、感觉良好，肌力 5 级，肌张力正常，双下肢无水肿，肌力 5 级，血运及感觉正常，双膝关节内翻畸形，生理反射存在，病理反射未引出。

[辅助检查]　下肢 CT 示双膝内翻畸形（图 38-1）。实验室检查示骨钙素 96.3 ng/mL（正常值 11 ～ 48 ng/mL），骨型碱性磷酸酶 275 U/L（正常值＜ 100 U/L），碱性磷酸酶 859.6 U/L（正常值 34 ～ 104 U/L），血清磷 0.76 mmol/L（正常值 0.81 ～ 1.45 mmol/L），甲状旁腺激素正常，血清钙正常。

[诊断]　低磷性佝偻病。

[治疗]　"8"字钢板半骺板暂时性阻滞术（图 38-2）。

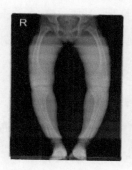
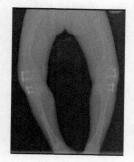

图 38-1　术前下肢 CT　　　图 38-2　"8"字钢板
　　　　　　　　　　　　　　半骺板暂时性阻滞术

📋 病例分析

佝偻病是一种以骨骼病变为特征的全身、慢性、营养性疾病。主要是因为细胞外钙、磷酸盐或二者同时缺乏，阻碍了骺板的生长和骨骼的矿化，使处于生长发育中的儿童出现畸形。低磷性佝偻病是一种以低磷酸盐血症导致骨发育障碍为特征的遗传性骨病，遗传方式多属于 X 连锁显性遗传，偶为常染色体显性或隐性遗传，亦有部分病例呈散发，并无家族史。与一般佝偻病不同，其发病原因是肾小管对磷的再吸收障碍，从而使血磷下降、尿磷增多，肠道对磷、钙的吸收不良而影响骨质钙化。

佝偻病致病理性下肢成角畸形一般需进行手术干预治疗，尽管支具可对下肢症状产生一定缓解作用，但其对下肢力线轴及关节稳定方面并无益处，患儿站立、行走及跑跳等动作均受不同程度影响。手术治疗纠正下肢成角畸形恢复下肢力线，以 Ilizarov 技术为代表的牵伸成骨技术已被广大学者所接受。而对于身处生长发育期的青少年、骨骺尚未闭合的儿童，该手术方法并不能有效控制肢体的过度生长。"8"字钢板半骺板暂时性阻滞术，因其损伤小，技术难度低，并发症发生率低，得到了临床医师和学者的广泛认可。

临床表现：低血磷性佝偻病的临床表现多样，轻度异常只表现为孤立的低磷酸盐血症，严重异常表现为佝偻病或骨软化病及听力损伤等。此外，临床症状根据发病年龄的不同也有很大差异，如果发生在儿童时期，会出现方颅、鸡胸、肋骨串珠、四肢弯曲等畸形，主要表现为"O"形或"X"形腿和蹒跚步态、骨痛、颅狭症、自发性牙龈脓肿、生长发育迟缓等。如果儿童期没有得到有效诊治，在成人期则会表现为乏力、体形改变、身材变矮、多发骨折、骨和关节疼痛、骨钙化障碍（软骨病）、严重的牙科疾病及听力损伤。

诊断要点：根据临床表现，除其他病因引起的佝偻病外，对一般剂量维生素 D 无反应，结合实验室检查血磷低下、尿磷增加等结果可做出诊断。

鉴别诊断：①软骨营养不良：是一种遗传性软骨发育障碍疾病，

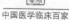

出生时即可见四肢短、头大、前额突出、腰椎前突、臀部后凸。根据特殊的体态（短肢型矮小）及骨骼X线做出诊断。②肾性佝偻病：由于先天或后天原因所致的慢性肾功能障碍，导致钙磷代谢紊乱，血钙低，血磷高，甲状旁腺继发性功能亢进，骨质普遍脱钙，骨骼呈佝偻病改变。多于幼儿后期症状逐渐明显，形成侏儒状态。③维生素D依赖性佝偻病：为常染色体隐性遗传，可分为两种类型。Ⅰ型为肾脏1-羟化酶缺陷，使25-OH-D$_3$转变为1，25-（OH）$_2$-D$_3$发生障碍，血中25-OH-D$_3$浓度正常；Ⅱ型为靶器官受体缺陷，血中1，25-（OH）$_2$-D$_3$浓度增高。两种类型在临床均有严重的佝偻病体征，低钙血症，低磷血症，碱性磷酸酶明显升高及继发性甲状旁腺功能亢进。Ⅰ型患儿可有高氨基酸尿症，Ⅱ型患儿的一个重要特征为脱发。

治疗：①"8"字钢板半骺板暂时性阻滞术：适用于身处生长发育期，骨骺尚未闭合的儿童。临时骨骺阻滞技术的原理是生长板（骺板）在压应力下的生长速度将减慢，从而阻滞骨骺生长。"8"字钢板可以有效矫正有生长潜力的下肢成角畸形并限制肢体过度生长。②Ilizarov技术：对于严重的肢体短缩及成角畸形，目前常用的治疗方法为V形截骨矫正成角畸形，待骨骺生理性闭合后行骨延长术纠正短缩畸形。在外固定器调节的最初7天内以1 mm/d的速度将截骨处拉伸出一定距离的缝隙，再加快两侧拉伸杆速调节速度差，此时两侧速度差1 mm/d，并以此速度纠正成角，同时肢体仍然以0.5 mm/d速度进行延长，待肢体成角完全纠正后参照对侧肢体长度继续进行肢体延长。

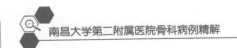

程细高教授点评

病理性的下肢成角畸形，不能依靠人体自身的生长潜能自行矫正，往往需要手术治疗，可采用"8"字钢板临时骨骺阻滞技术，依靠自身的生长发育能力，自动调节后予以矫治。该方法具有创伤小，近似微创，手术较为简单，效果良好等优点。但需注意原则上钢板留置时间不应超过1.5年，同时需密切随访骺板情况，避免钢板及螺钉因失去弹性张力而对骺板造成永久性损伤。

（高贵程）

参考文献

1. 范竟一，李承鑫，张学军，等."8"字钢板临时骨骺阻滞技术治疗儿童肢体过度生长.海南医学，2017，28（13）：2200-2203.

2. 房凤岭，任秀智，杨廷克，等.改良"8"字钢板半骺板暂时性阻滞术治疗佝偻病下肢成角畸形.中国中西医结合外科杂志，2014，20（2）：193-195.

3. 田志刚，杜晓杰，林虹，等.应用Ilizarov技术治疗儿童骨骺损伤后下肢短缩成角畸形.黑龙江医药，2015，28（3）：653-654.

4. 刘阳洋，仰曙芬.低血磷性佝偻病的诊治进展.中国儿童保健杂志，2015，23（5）：486-488.

039
小儿发育性髋关节脱位 1 例

病历摘要

患儿，女，7岁。

[主诉] 右髋关节疼痛伴跛行 2 年，加重 20 天。

[现病史] 患儿 2 年前无明显诱因出现右下肢内旋跛行，当时无特殊不适，未予重视，未给予对症支持治疗，20 天前出现右髋关节疼痛，行走时加重，遂于 2013 年 1 月 23 日前往某县人民医院就诊，双髋关节正位 DR 示先天性右髋关节脱位。为求进一步治疗来我院就诊，门诊拟"先天性髋关节脱位"收治入院，患儿自发病以来精神尚可，睡眠尚可，大小便可，近期体重无明显变化。

[既往史] 平素体健。否认肝炎、伤寒、痢疾等传染病史，否认高血压、糖尿病、慢性支气管炎、冠心病等慢性疾病史，否认其

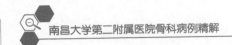
他手术、外伤史，否认食物、药物过敏史，无输血史，预防接种史不详。

[体格检查]　体温 37.0 ℃，脉搏 84 次 / 分，呼吸 24 次 / 分，血压 135/90 mmHg。患者神志清楚，精神尚可，心、肺、腹未见明显异常。双侧髋部无明显肿胀、畸形，步行时右下肢内旋跛行。双侧髋部压痛及叩击痛阴性。右髋关节活动度：前屈 120°、外展 30°、内收 80°、后屈 30°。左髋关节活动度可。右下肢较左下肢缩短 1 cm。双下肢感觉、末梢血运良好，双侧膝、踝反射无异常，膝、踝阵挛未引出。

[辅助检查]　骨盆 X 线示骨盆不对称，右髋臼发育较浅，右股骨头形态欠佳，发育较小，右股骨头向外上脱出，左髋关节未见明显异常，未见明显异常软组织影（图 39-1）。

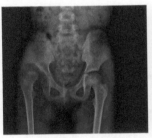
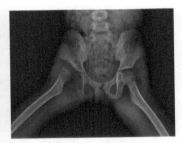

图 39-1　术前骨盆 X 线

[诊断]　发育性髋关节脱位（developmental dysplasia of the hip，DDH）。

[治疗]　患者入院后完善相关检查，无明显手术禁忌证后，在全身麻醉下行右髋臼截骨成形、股骨短缩截骨术，术后给予抗菌药物预防感染等支持对症治疗。术后复查 X 线示系右先髋术后，右髋臼较前有所改变，右股骨头下移，右股骨头骨骺内侧变尖，右股骨干皮质不连续，断端对位、对线良好，见内固定影，左髋关节间隙

无异常，右髋外固定中（图39-2）。术后3个月复查，患者可下地行走，但步态稳定性欠佳（图39-3）。患者术后11个月复查见患者行走功能恢复良好，右髋疼痛感明显改善（图39-4）。查体见双下肢基本等长。

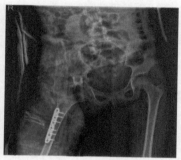

图 39-2　术后 3 天复查 X 线

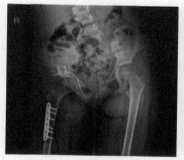

图 39-3　术后 3 个月复查 X 线

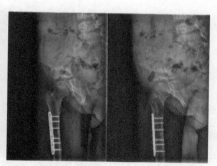

图 39-4　术后 11 个月复查 X 线

病例分析

DDH 是指由于髋臼先天性发育缺陷导致髋臼和股骨头对应关系不良，长期的应力异常而出现关节软骨退行性改变，股骨头半脱位，甚至局灶性坏死、严重骨性关节炎的一种疾病。先髋脱位发病率以女孩占高，我国统计男女之比为 1 : 4.75。

1. DDH 病因

近来有关生物力学研究表明，先天性髋臼发育不良使髋臼和股骨头承受的压应力分布不均，承重区范围缩小，承重区关节软骨承受的压力要较正常增加 10～15 倍，因此早期将发生关节软骨磨损。发育不良的髋臼指数增大及负重时股骨头产生向外上方的应力作用，可导致髋关节半脱位或全脱位。

2. DDH 的诊断

（1）有髋关节疼痛或跛行的病史。

（2）体格检查仍是早期筛查和诊断的重要手段之一。学步前幼儿常用体检方法包括：①患侧臀部增宽升高、臀纹和腹股沟褶纹不对称，整个下肢缩短或外旋。②股动脉搏动减弱甚至摸不到，因股骨头脱位后股动脉衬托消失，所以股动脉搏动减弱、股三角凹陷空虚。③ Allis 征阳性：患儿仰卧位，屈髋、屈膝，两足平放床上，双踝靠拢可见双膝高低不等，低者为脱位侧，这是股骨头脱位上移所致。④ Ortolani 征或外展试验：患儿平卧位，屈膝、屈髋各 90°，检查者两手握住患儿膝关节的同时外展、外旋，正常幼儿双膝外侧面可触及床面，如不能触及床面说明内收肌紧张，称外展试验阳性。当外展至一定程度突然弹跳，则外展可达 90°，称为 Ortolani 征阳性，是髋关节脱位最重要的体征。此法是新生儿普查时的重要检查方法。

（3）分类：①根据股骨头与髋臼的关系，一般可将其分为以下 3 种类型。a. 先天性发育不良股骨头仅略向外移，Shenton 线基本正常，但 CE 角可减小，髋臼变浅，Dunn 称此为先天性髋关节脱位Ⅰ级。b. 先天性半脱位股骨头向外上方移位，但仍与髋臼的外侧部分形成关节，Shenton 线不连续，CE 角小于 20°，髋臼变浅，属于 Dunn 分类Ⅱ级。c. 先天性完全脱位，股骨头完全在真性髋臼以外，与髂骨的外侧面形成关节，逐渐形成假髋臼，原关节囊则嵌夹于股骨头与髂骨之间，属于 Dunn 分类Ⅲ级。②根据脱位的程度分类可分为以下 4 度：Ⅰ度脱位，股骨头骺核位于 Y 线以下、髋臼外上缘垂线之外；Ⅱ度脱位，股骨头骺核位于 Y 线与 Y 线的臼上缘平行线之间；Ⅲ度脱位，股骨头骺核位于臼上缘平行线高度；Ⅳ度脱位，股骨头骺核位于臼上缘平行线以上，并有假臼形成。

（4）X 线检查：儿童的髋关节尚未完全骨化，软骨成分较多，X 线片上不能全部反映出髋臼与股骨头之间的关系。在确定是否有髋关节脱位时应注意测量下述变化。①髋臼指数：随着年龄增长髋臼指数逐渐变小，12 月龄儿童为 23°，2 岁一般为 20°，以后每增加 1 岁，髋臼指数减小 1°，到 10 岁为 12° 后基本不再变化。测量方法：在双髋关节正位 X 线上，通过双侧髋臼 Y 形软骨顶点画一直线并加以延长，再将 Y 形软骨顶点向骨性髋臼顶部外侧上缘最突出点连一直线，此线与骨盆水平线的夹角即为髋臼指数。② Perkin 方格：两侧髋臼中心连一直线称为 Y 线，再从髋臼外缘向 Y 线做一垂线 P，将髋关节划分为 4 个象限，正常股骨头骨骺位于内下象限内；若在外下象限为半脱位，在外上象限全脱位。全脱位分 3 度。③ Shenton 线（沈通氏线）：正常时沿闭孔上缘画线并向外侧延伸与股骨颈内侧相连是一个连续的抛物线，如果该线中断说明髋臼与股骨头关系异常。

3. DDH 的鉴别诊断

（1）先天性髋内翻：亦有跛行，患者外展受限，单腿独立试验阳性,但望远镜征阴性。X 线检查示颈干角小,股骨头下有三角形碎片。

（2）小儿麻痹后遗症：曾有发热史，患者肌肉萎缩及畸形，因髋关节周围肌肉麻痹、萎缩而引起髋关节脱位，X 线检查示髋臼小，股骨头发育圆形，股骨颈变细，无脱位。

（3）佝偻病：患儿方颅，囟门闭合迟，多汗，可有膝内翻或膝外翻畸形。X线检查示髋关节无脱位，长骨屈曲。

4. DDH 的治疗

本病的治疗原则是尽早诊断，及时治疗。出生后一旦确立先天性髋关节脱位的诊断，应立即开始治疗，有望获得一个功能接近正常的髋关节。治疗开始时的年龄越大，效果越差。

（1）保守治疗：常用石膏固定术。石膏固定所采用的方法，常用的有改良蛙式石膏固定和人类石膏固定。改良蛙式石膏固定具体方法为患儿在全身麻醉下进行复位，必要的时候，可离断部分内收肌和髂腰肌。置患儿双髋关节于屈曲110°、外展外旋90°位，在此状态下，将髋关节之下和踝关节之上的部分肢体以石膏固定，双膝之前放置一根方形木棒，以增加复位后髋关节的强度和稳定性。

（2）单纯切开复位：目前，国内外普遍认同年龄大于18个月及保守治疗失败是切开复位的指征。单纯切开复位通常采用的手术方式有 Ferguson 术式，手术采取内侧入路，其优点在于不受视线干扰的情况下，清除影响髋关节复位的囊内及囊外组织，其中包含挛缩紧张的髂腰肌和内收肌、增粗肥大的圆韧带及妨碍复位的髋臼内软组织。

（3）Salter 骨盆截骨术：适用于年龄在18个月到6岁、头臼对称及 AI < 45° 的患儿。自1961年加拿大 Salter 医生报道 Salter 骨盆截骨术后，现已在临床上广泛使用。Salter 截骨术通过截断髂骨，截骨远端以耻骨联合为支点，使髋臼向前下外方旋转，以增加对股骨头的包容度，进而达到理想的治疗效果。该术式为完全性截骨，需要内固定。6岁以上儿童由于耻骨联合旋转作用有限，髋臼旋转也

受到一定影响，并且大龄儿童截骨后对股骨头的包容也很有限。重度髋臼发育不良，比如 AI > 45° 和髋关节未取得中心性复位是此术式的禁忌证。Salter 骨盆截骨术对于髋臼生长发育异常的矫形能力和治疗效果是有限的，且只能使髋臼指数减少约 15°。

（4）Bernese 髋臼周围截骨术：Ganz 和 Mast 医师于 1988 年首先报道此术式（因此也称为 Ganz 截骨术）。Ganz 截骨术治疗 DDH 通常采用改良 Smith-Peterson 入路（即单侧偏内切口）或髂腹股沟入路，耻骨截骨在靠近髋臼内侧缘进行，在髋臼下沟行不完全性坐骨截骨，进而使髋关节游离，旋转髋臼，头臼得到合适的覆盖。这种术式的优点为在旋转骨盆的同时，髋臼三维再定位及可以适度地内侧位移髋关节旋转中心和保护后柱的完整性。

（5）Pemberton 髋臼成形术：Pemberton 医师于 1965 年首次提出该术式。目前该术式在国内外应用已相对成熟，适用于 "Y" 形软骨未闭合前的 DDH 患儿。以 "Y" 形软骨作为铰链，关节囊周围的不完全髂骨截骨术不需要内固定，可以避免二次手术。矫形的角度可达到 15°，甚至更高。其优点在于手术中截骨的范围小、骨盆环可以维持完整，术后骨盆能取得较好的稳定。

（6）Dega 髋臼成形术：此术式与 Pemberton 截骨术相类似，同属于骨盆不完全性截骨。不同点在于，Dega 截骨术只截断了 "Y" 形软骨上方的髂骨部分作为铰链，来矫正髋臼的形状和方向，进而改善股骨头的覆盖。由于该术式不受 "Y" 形软骨闭合及年龄段影响，可提供不同程度的外侧覆盖，并且没有对 "Y" 形软骨构成损伤，不会有影响髋臼发育的风险，因此使用范围比 Pemberton 截骨术更宽。

（7）股骨截骨术：该术式包括股骨短缩截骨、内翻截骨及去旋转截骨，以矫正股骨的近端畸形。股骨近端畸形是 DDH 患儿最常见

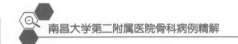

的继发性病变之一，主要类型有股骨头前倾和髋外翻，进而导致在髋臼上的重力和肌力方向的异常，可能会造成持久的残存畸形。在此情况下，治疗可以选择股骨近端截骨术，此术式目的在于将股骨头牢固地回纳到髋臼中，其原理在于改变了髋关节的应力，将股骨头与髋臼的关系重建，改变了股骨颈轴的方向及长度，并且改变了髋关节的外展肌力臂和大转子的位置，以股骨头外侧缘至股骨头凹的关节软骨来负重。

对于 DDH 的治疗分为保守治疗和手术治疗，每种治疗方法都有各自的优缺点，因此对 DDH 治疗方式的选择应根据患儿的年龄、头臼发育状况等因素进行综合考虑，从而制定个体化方案。通过实现头臼同心圆复位，改善股骨头与髋臼的关系，进而获得较为稳定的髋关节，最大限度地恢复关节功能。随着材料学和手术技术的不断发展及改进，国内外许多学者对儿童 DDH 的认识及理解愈发深入，相信在不久的将来会探索出更多合适的治疗方法和手段。

程细高教授点评

儿童先天性髋关节脱位是一种多发病、常见病。许多案例表明，先天性髋关节脱位的治疗效果，特别是远期效果与患者开始治疗时的年龄有着密切关系，年龄越小治疗效果越好。目前常用的手术治疗方法主要解决髋关节囊、盂唇、圆韧带、股骨头、股骨颈干角和前倾角、髋臼及髋关节周围软组织等问题，术式多种多样，但关键是要彻底松解髋关节周围痉挛的软组织，充分剥离关节囊与周围粘连，应当切除被拉长而多余的关节囊后再紧缩缝合。该例患者术中松解较为充分，术后行走功能良好。此类手术术前准备工作尤为重

笔记

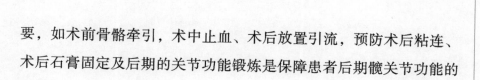

要，如术前骨骼牵引，术中止血、术后放置引流，预防术后粘连、术后石膏固定及后期的关节功能锻炼是保障患者后期髋关节功能的要点。

（高贵程）

参考文献

1. 林斌.先天性髋关节脱位的诊断与治疗.现代实用医学，2009，21（3）：187-188.

2. 赵炬才.髋关节外科学.北京：中国医药科技出版社，1992：354.

3. 李运立.浅谈先天性髋关节脱位 X 线诊断.中华实用医学，2001，3（9）：55.

4. QZTURK H，QZTEMUR Z，BULUT O，et al. Arthroscopic-assisted surgical treatment for developmental dislocation of the hip before the age of 18 months. Arch Orthop Trauma Surg，2013，133（9）：1289-1294.